Dr. med. Carola Holzner
in Zusammenarbeit mit Sabine Jürgens



# BLEIBT DAS HERZ STEHEN, WENN MAN NIEST?

MEDIZIN ENDLICH VERSTÄNDLICH

FISCHER

Aus Verantwortung für die Umwelt hat sich der S. Fischer Verlag zu einer nachhaltigen Buchproduktion verpflichtet. Der bewusste Umgang mit unseren Ressourcen, der Schutz unseres Klimas und der Natur gehören zu unseren obersten Unternehmenszielen.

Gemeinsam mit unseren Partnern und Lieferanten setzen wir uns für eine klimaneutrale Buchproduktion ein, die den Erwerb von Klimazertifikaten zur Kompensation des $CO_2$-Ausstoßes einschließt.

Weitere Informationen finden Sie unter: www.klimaneutralerverlag.de

FSC
www.fsc.org
MIX
Papier | Fördert gute Waldnutzung
FSC® C083411

3. Auflage: November 2023
Erschienen bei FISCHER Taschenbuch
Frankfurt am Main, November 2023



Illustrationen: ZERO Werbeagentur, München
Satz: Christiane Hahn und Christina Hucke, Frankfurt
Druck und Bindung: CPI books GmbH, Leck
Printed in Germany
ISBN 978-3-596-70977-9

*Für die, die niemals aufhören zu (hinter-)fragen.*

*Weiter so!*

# Inhalt

## Kann mir das bitte mal einer erklären!?

Kann man eigentlich tatsächlich jemandem Löcher in den Bauch fragen?

Diese Frage kann ich vorab schon mal beantworten: Nein, denn sonst hätte ich schon ziemlich viele Löcher in meinem Bauch! Es gibt mittlerweile nämlich nichts mehr, was ich nicht schon mal gefragt worden bin. Von peinlich über skurril bis eklig oder einfach nur lustig. Mal bin ich irritiert, mal schockiert, meistens aber vor allem neugierig. Patienten und Patientinnen wollen ja in der Regel ganz persönliche und intime Dinge wissen, die sie selbst betreffen. Und wenn man dann schon mal eine leibhaftige Ärztin so ganz für sich alleine hat, muss man zuschlagen! Also nur verbal natürlich …

»Warum muss ich eigentlich immer so nötig Pipi, wenn ich aufgeregt bin?«

»Mein Freund knackt dauernd mit seinen Fingergelenken. Ist das nicht schädlich?«

»Sagen Sie mal, Frau Doktor, ein Gläschen Sekt am Morgen kurbelt doch den Kreislauf an, oder?«

Es gibt ja unterschiedliche Gründe, warum Menschen Fragen stellen. Die einen wollen Absolution und ein gutes Gefühl (Sekt am Morgen), die anderen einfach nur etwas besser wissen als ihr Partner (Knochen knacken). Es werden aber auch (leider) oft Behauptungen in den Raum geworfen, da wird gar nichts mehr gefragt. Ganz klar: Is so! Die berühmte »Is-so-Theorie«. Diese Behauptungen sind dann in der Welt und werden über Jahre und Jahrzehnte einfach immer weitergetragen. Das wird schon stimmen. Stimmt aber oft eben nicht. Oder die Dinge sind nur irgendwie halb richtig. Deshalb werdet ihr auf den nächsten Seiten nicht nur mit Fragen, sondern auch mit Behauptungen konfrontiert. Steht also hinter einer Kapitelüberschrift ein fettes Ausrufezeichen, heißt das noch lange nicht, dass es auch stimmt.

Also: Immer schön skeptisch bleiben!

Aus meiner Erfahrung als Ärztin gibt es die Frager und die Behaupter, und dann gibt es diejenigen, die wirklich Zusammenhänge verstehen wollen. Zum Beispiel, wie Aufregung und Dringend-Pipi-Müssen zusammenpassen. Ursache und Wirkung. Genau darum geht es mir. Schon als Assistenzärztin habe ich immer nach dem Warum gefragt. Ich wollte verstehen: Warum gebe ich bei Kopfschmerzen Ibuprofen? Warum machen wir ein CT? Warum kann eine Herzdruckmassage Leben retten? Warum, warum, warum? Die Eltern unter uns kennen das nervtötende Fragen der Kinder. Aber genau das sollen sie tun – unermüdlich fragen! Meine Kinder ermuntere ich sogar: Egal, was ihr tut, fragt immer nach dem Warum. Und wenn ihr darauf keine Antwort habt oder bekommt, fragt erst recht: Warum tue ich es dann? Wir müssen den Sinn hinter den Dingen verstehen, und wenn das nicht der Fall ist, dann müssen wir uns fragen: Was machen wir da eigentlich?

So habe ich Medizin verstanden, und plötzlich war alles logisch. Heute sage ich zu meinen Assistentinnen und Assistenten: Ihr könnt alles machen, aber wenn ich euch frage, warum ihr das macht, dann will ich nicht hören: Weil das alle machen oder es immer schon so gemacht wurde. Dann will ich eine anständige Antwort! Eine echte Begründung! Das zeigt, dass ihr euch Gedanken gemacht, euch mit der Thematik auseinandergesetzt habt und wirklich versteht, was ihr da tut. Und das wollen auch meine Patientinnen und Patienten und jene, die mir über die sozialen Netzwerke schreiben. Kein Rumgerede, kein Blabla, sondern verständliche Erklärungen. Das ist ja das Schöne an meinem Job: In einer vertrauten Vier-Augen-Situation (plus Schweigepflicht) sind die Menschen mitunter absolut hemmungslos und (zumindest was ihre Fragen betrifft) schmerzfrei. Mit Ärzten und Ärztinnen kann man über alles reden. Uns ist ja (angeblich!) nichts Menschliches fremd. Wen sonst sollte man Sachen fragen, die man sich bisher nie getraut hat zu fragen? Und schon gar nicht in aller Öffentlichkeit. Manchmal bin ich mir allerdings nicht sicher, ob diese oder jene Frage jetzt wirklich ernst gemeint ist. Und dank des Internets und seiner Anonymität sinkt die Hemmschwelle immer mehr, obskure Themen anzusprechen. (In diesem Fall ist es mal von Vorteil.) Oft muss ich erst mal schlucken, und manchmal kann ich mir auch ein Grinsen nicht verkneifen. Gut, Fragen gestellt bekommen ist das eine, aber du musst auch die richtigen Antworten parat haben. Und ob ihr es glaubt oder nicht, oft ist meine erste Reaktion: Hab ich mich das nicht auch schon mal gefragt? Um dann festzustellen: Ja, habe ich. Und ich weiß es selber nicht! Einige Fragen wiederum, gerade die, die Kinder mir stellen, habe ich mir nie gestellt, kann sie aber auch nicht beantworten, weil ich mich nie damit befasst habe. Ob zum Beispiel die Augen so stehen bleiben können, wenn man schielt? Und über einige Fragen musste ich dann doch wirklich etwas länger nachdenken und gründlicher recherchieren – ob Butter auf einer Beule hilft oder eine Darmreinigung wirklich den Darm reinigt? Toll ist, dass ich jedes Mal selbst etwas lerne und hinterher schmunzeln muss.

Also habe ich mir mal einen ganzen Haufen Fragen, die mir gestellt wurden, und Behauptungen, die seit Ewigkeiten kursieren, zur Brust genommen, recherchiert und festgestellt: Einiges wusste ich selbst nicht, bei anderem ist es an der Zeit, mit Fehlinformationen und Mythen aufzuräumen: Und schon war die Idee für dieses Buch geboren. Ja, bleibt das Herz jetzt eigentlich kurz stehen, wenn man niest? Und stimmt die Geschichte vom blauen Strich auf dem Arm, der angeblich bei einer Blutvergiftung bis zum Herz wandert, wirklich? Wer hat die nicht schon mal gehört?

Schluss mit Gerüchten, Unsinn und falschen Behauptungen. Hier bekommt ihr nicht nur Antworten auf Fragen, die ihr euch vielleicht immer schon oder bis dato gar nicht erst gestellt habt. Hier bekommt ihr auch die Erklärungen dazu. Aber das ist noch nicht alles. Ich habe noch mehr für euch! Ihr werdet Interessantes über eure Organe erfahren: Was hat eigentlich die Laus auf der Leber zu suchen, und warum passt zwischen Leber und Milz angeblich immer ein Pils? Ich möchte euch mit dem »Vagabunden« bekanntmachen, der durch euren Körper wandert und dort (unter anderem) für Ruhe sorgt. Ihr werdet den sympathischen Nervengott kennenlernen und verstehen, warum es gut ist, sich auf ihn zu verlassen. Am Ende beweise ich euch sogar, dass es Schmetterlinge im Bauch wirklich gibt, die heißen (medizinisch) nur anders. Und wusstet ihr eigentlich, dass ihr zwei Hirne habt? (Gut, bei manchen könnte man glauben, sie hätten gar keins!) Lasst uns genau das jetzt machen: Unsere Gehirne benutzen.

Medizin endlich verständlich! Nach diesem Buch seid ihr fit für sämtliche Quizshows und besitzt unterhaltsames (und fundiertes!) Wissen, mit dem ihr auf jeder Familienfeier oder Smalltalk-Party glänzen könnt. Klugscheißen für Fortgeschrittene.

Vor allem möchte ich Schluss machen mit Unwissenheit und zeigen, dass man eben nicht alles weiß oder wissen kann. Aber es ist einfach gut, wenn man Bescheid weiß, denn Wissen kann Leben retten!

Wichtiger Warnhinweis: Wenn ihr euren Kindern weiterhin kleine Notlügen auftischen wollt (»Nicht mit nassen Haaren ins Bett, sonst bist du morgen erkältet!«), dann solltet ihr dieses Buch gut verstecken. Wenn sie diese Lektüre in die Finger bekommen, könnt ihr einpacken! Ich brauche meiner Tochter jedenfalls keine komischen Begründungen mehr zu liefern, die lacht nur noch und sagt: »Das stimmt doch gar nicht!« Irgendwie auch schön! Und apropos Löcher in den Bauch fragen: Diese Redewendung soll angeblich im Mittelalter entstanden sein. Folter und so, ihr versteht … Keine Sorge, hier wird niemand gefoltert, im Gegenteil! Ich möchte Fragen aus der wunderbaren Welt der Medizin einfach, humorvoll und verständlich beantworten. Wie war das noch mal: Wieso, weshalb, warum? Wer nicht fragt, bleibt dumm! Na dann:

Auf geht's!

1

# SEKT KURBELT DEN BLUTDRUCK AN!

Ich liebe diese Art von Aussagen! Genau genommen ist es natürlich eine Behauptung, hinter der letztendlich der Wunsch steht, sie möge wahr sein. Viele Menschen bitten mich als Ärztin ja häufig (unbewusst natürlich) um Absolution, um ihre kleinen Sünden zu rechtfertigen: das Gläschen Sekt am Morgen für den Kreislauf oder die Schokolade für die Nerven. Alles menschlich! Denn das Leben soll bitte auch Spaß machen, man möchte sich ja nicht alles verbieten. Der innere **SCHWEINEHUND** will auch mal ein Leckerli. Und damit uns nicht ständig das schlechte Gewissen plagt, suchen wir nach plausiblen Erklärungen, warum »Sport doch irgendwie Mord« und »Einmal ja eigentlich keinmal« ist. Und deshalb sitzen reizende ältere Damen morgens in ihrem Lieblingscafé bei einem Gläschen Sekt, freuen sich des Lebens und über ihren angeregten Kreislauf. (Ich mache das übrigens auch hin und wieder mit meinen Freundinnen – echt wahr! Der Kreislauf ist da aber eher zweitrangig.) Wer also möchte dem **DAMENKRÄNZCHEN** da die Sektlaune verderben? Ich sicherlich nicht, trotzdem möchte ich versuchen, die Frage richtig zu beantworten. Ich bin keine Kardiologin, kenne aber ziemlich viele gute und nette Kollegen, und die haben mich aufgeklärt. Auch auf der Internetseite der Deutschen Herzstiftung kann man sich Informationen holen, da gibt es nämlich eine Herz-Sprechstunde, und die Kolleginnen und Kollegen können die Sekt-kurbelt-Kreislauf-an-Frage sehr gut beantworten. Aber hier gibt es leider (wie so oft im Leben) kein klares Ja oder Nein.

Zum besseren Verständnis: Der Behauptung »Sekt kurbelt den Kreislauf an!« liegt ja offenbar ein niedriger Blutdruck (die sogenannte **HYPOTONIE**) zugrunde, sonst müsste man ja nichts ankurbeln; man ist morgens noch etwas antriebslos, **SCHLAPP** und müde und will sich in Schwung bringen. Mit Schaumwein. Aber warum eigentlich mit Sekt? Warum nicht mit einem Glas Bier oder Weißwein? Das liegt wohl an der spritzigen Kohlensäure. Die regt nämlich die Durchblutung der Schleimhäute an, im Magen oder Dünndarm zum Beispiel. Und eine bessere **DURCHBLUTUNG** bedeutet, dass der Körper mehr Alkohol aufnehmen kann und so auch mehr in den Blutkreislauf gelangt. Und das auch schon ab dem ersten Schluck.

Machen wir also mal den Test und nehmen ein Schlückchen vom prickelnden Getränk und schauen, was passiert. Zuerst erweitert der Alkohol die Blutgefäße. Vor allem die im Gesicht. Das erklärt die leichte **RÖTUNG** auf den Wangen und ist vielleicht schon ein kleiner Hinweis auf den Irrtum, das hätte etwas mit einem »angeregten« Blutdruck zu tun. Denn wenn sich Blutgefäße weiten, passiert das nicht nur im Gesicht, sondern überall, auch in den Beinen zum Beispiel. Und da »versackt« dann das Blut, und der Blutdruck sinkt. **LOGISCH**, oder? Bei geweiteten Gefäßen braucht es natürlich weniger Druck. Da wurde schon mal nix angekurbelt. Aber ab jetzt können selbst die Experten keine hieb- und stichfesten Aussagen mehr treffen. Nun gilt der Juristenspruch: Kommt drauf an … Nämlich auf verschiedene Faktoren:

Wie es zum Beispiel um den seelischen Zustand der Sekttrinkerin steht. Ist Frau Müller-Kloppstock aufgebracht oder verärgert, weil der Nachbar wieder mit seinen schmutzigen Schuhen bei ihr in die Wohnung gelatscht ist, wird nach dem Glas ihr **BLUTDRUCK** mit einer hohen Wahrscheinlichkeit ansteigen. Da hätte wohl schon allein der Nachbar ohne Sekt gereicht. War es also wirklich der Alkohol? Und wenn Frau Kasuppke sich zum Sektchen ein Kippchen anzündet (»Eine ist keine!«), dann »kurbelt« das auch den Kreislauf an beziehungsweise lässt den Blutdruck steigen, weil sich durch das Nikotin die Gefäße verengen. In diesen Fällen sind die blutdruckerhöhenden Effekte (Rauchen und/oder Ärger) stärker als die blutdrucksenkenden des Alkohols. Hinzu kommt, dass Alkohol enthemmt, uns fröhlich und ausgelassen werden lässt und **GLÜCKSHORMONE** freisetzt – und auch die fördern den Blutdruck. Aber es kommt natürlich (wie bei fast allem) auf die Menge an: Beim Mann steigt der Blutdruck meist ab etwa dreißig Gramm Alkohol an und bei Frauen bereits ab circa zwanzig Gramm. Aber ob der Kreislauf nun wirklich durch den Alkohol in **SCHWUNG** kommt, ist tatsächlich nicht geklärt. Ein Grund könnte die gesteigerte Aktivität des Sympathikus sein. Dieser Teil unseres Nervensystems wird munter, wenn es beispielsweise um Leistungssteigerung in Stresssituationen geht. Aber auch hier hat Alkohol einen Einfluss. In geringen Mengen wirkt er im Nervensystem entspannend und hebt die Stimmung, in größeren Mengen dann dämpfend und betäubend. Und wenn schon morgens Sekt ins (vielleicht sogar nüchterne) System »knallt«, der durch seine Kohlensäure ja noch schneller »in die **BIRNE** geht«, kann ich mir schon vorstellen, dass das Nervensystem ein bisschen auf Touren kommt. Da werden nun (laut Herzexperten) vermehrt blutdrucksteigernde Hormone (u. a. Adrenalin) ausgeschüttet, was eine Erhöhung der Herzfrequenz zur Folge haben kann. In diesem Fall würde der Alkohol **STIMULIEREND** auf das vegetative Nervensystem wirken, was den Herzschlag beschleunigt und verstärkt Blut in den Körper pumpt. Aber das passiert eben noch nicht bei einem Gläschen Sekt. In einem 0,1-Liter-Glas Sekt stecken ungefähr acht Gramm reiner Alkohol. (Die Angaben variieren von sechs bis elf Gramm.) Eine Frau müsste also schon mindestens zweieinhalb Gläser am Morgen trinken. Und können wir da noch von einer harmlosen Kreislauf-**ANKURBELEI** sprechen?

Klar aber ist: Wenn jemand über einen längeren Zeitraum regelmäßig zu viel Alkohol trinkt, dann schadet das nicht nur seiner Leber (das schauen wir uns auch noch genauer an), sondern es steigt dauerhaft sein Blutdruck, und das kann dann lebensgefährlich sein, weil das **RISIKO** für die Entwicklung einer Bluthochdruckerkrankung zunimmt. Damit vergrößert sich auch das Risiko für ernsthafte Herz- und Kreislauferkrankungen, einen Herzinfarkt zum Beispiel.

**Was ist ein normaler Blutdruck?**
Werte unter 140/80 mmHg
**Was ist ein niedriger Blutdruck?**
Werte unter 90/60 mmHg
(Werte beziehen sich auf Erwachsene)

Hier für euch noch zwei ganz einfache (alkoholfreie) Tipps zum Ankurbeln des Kreislaufs am Morgen: Macht doch einfach mal zehn **KNIEBEUGEN!** Wer Zeit und Lust hat: Auch Bewegung an der frischen Luft wirkt super, und statt Sekt solltet ihr viel Wasser oder Saftschorle trinken (gerne auch ein Glas warmes Wasser auf nüchternen Magen).

Und was den Seniorinnenclub rund um Frau Müller-Kloppstock und Frau Kasuppke betrifft: **PRÖSTERCHEN!** Die sollen sich ruhig hin und wieder morgens ein Gläschen

Schaumwein gönnen. Und das sage ich als Carola, nicht als Ärztin. Eine fadenscheinige (und nur halb wahre) Erklärung braucht man dafür aber nicht! Vielleicht einfach nur, weil's schmeckt und Spaß macht!

---

### Sekt kurbelt den Blutdruck an?

**Jein. Kommt drauf an … Generell jedoch erweitert Alkohol die Blutgefäße, und dadurch sinkt der Druck.**

---

2

# MUSS MAN ZECKEN RAUSDREHEN?

Immer wieder kommen Menschen in die Notaufnahme … mit Zecke, die noch in der Kniekehle **FRÖHLICH** vor sich hin saugt, ohne Zecke, weil die nämlich schon von selbst abgefallen ist, oder sie haben die Zecke einfach in einem Marmeladenglas mitgebracht und wollen dann von mir wissen, ob das Tierchen eine Krankheit übertragen kann. Richtig und wichtig ist: Zuerst einmal sollte man Zecken auf jeden Fall sofort entfernen. Spätestens bei dieser Information legt sich dann die Stirn in **SORGENFALTEN**. Ich? Wie soll ich das denn machen? Komisch, Hunde- und Katzenbesitzer, die sich in der Zoohandlung mit Zeckenzangen ausgestattet haben, fragen so was nicht. Ich sehe schon, einige von euch nicken jetzt heftig mit dem Kopf. Es liegt in der Natur der Sache, dass unsere lieben Haustiere häufiger die kleinen **BIESTER** mit nach Hause bringen, weil sie eben gerne durch die Büsche streunen. Und dann rücken Herrchen und Frauchen dem kleinen Wald-und-Wiesen-Souvenir sofort gnadenlos und unerschrocken zu Leibe. Denn dass man Zecken linksrum bei Mondlicht mit irgendeinem geheimnisvollen Zauberspruch rausdrehen soll, ist selbstverständlich absoluter Unsinn und nur einer von vielen hartnäckigen Mythen rund um diesen leider gar nicht so putzigen Parasiten. Zecken sind **BLUTSAUGER** und können Krankheiten übertragen, und je eher man sie entfernt, desto weniger Schaden können sie anrichten. Du kannst eine Zecke einfach rausziehen, doch dabei solltest du darauf achten, dass der Kopf mit rauskommt. Also: Rausdrehen ist Quatsch, Zecken haben ja kein Schraubgewinde wie ein **KORKENZIEHER**. Trotzdem irgendwie eine lustige Vorstellung. Sie haben sich also nicht reingedreht. Sie haben auch nicht gebissen, sondern schlicht und ergreifend zugestochen. Ähnlich wie andere Insekten das auch gerne machen. Hättest du das gewusst? Die kleinen **VAMPIRE** reißen die Haut ihrer Wirte auf und saugen dann mit ihrem Stechrüssel das Blut heraus. Das Hinterlistige daran ist, dass wir das alles gar nicht mitbekommen, weil sie mit ihrem Speichel ein Betäubungsmittel abgeben. **CLEVER**, oder? Und deshalb spazieren wir einfach noch stundenlang durch Wiesen und Wälder, ohne zu merken, dass wir noch jemanden mit uns rumschleppen, der die ganze Zeit genüsslich saugt und seinen Blutdurst an uns stillt. Und 'ne kostenlose Taxifahrt genießt. Damit die **VIECHER** zwischendurch nicht runterfallen, haben sie auch noch ebenso praktische Widerhaken, die sich in unserer Haut verankern. Nun sag mal einer, die Natur sei nicht genial! Also, wenn du das Tier entdeckst, raus damit! Gerne mit einer Pinzette, die Finger tun es aber auch – es muss nicht die Zeckenzange für Tiere sein, die macht es aber einfacher. Pack das Tierchen hautnah, langsam, vorsichtig und kontrolliert. Manchmal ist ein leichtes Hin-und-her-Wackeln ganz gut, um die kleinen Widerhaken aus der Haut zu lösen. Einen **ZAUBERSPRUCH** braucht es nicht. Höchstens, um sich selbst zu beruhigen …

**Zecken: So wird man sie am besten los!**

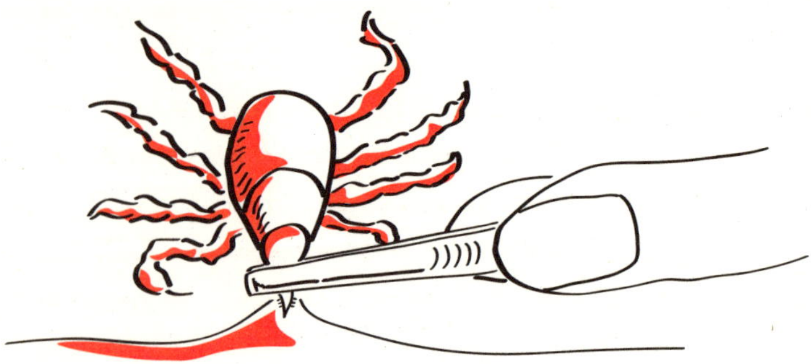

… Nun warst du etwas panisch und hast zu hektisch an dem Parasiten rumgezerrt, und der Kopf steckt noch im Fleisch? Auch nicht **TRAGISCH!** Es kommt wirklich häufig vor, dass Teile des Tierchens noch in der Haut stecken bleiben. Meist ist das übrigens gar nicht der Kopf, sondern Reste des Stechapparates. Und jetzt bitte nicht daran **RUMSTOCHERN!** Einfach desinfizieren, gut beobachten, und irgendwann fallen diese Reste von alleine ab. Die Zecke bitte unmittelbar nach Entfernen töten, wir wollen ja nicht, dass sie den Nachbarn sticht. (Okay, kommt auf den Nachbarn an.)

Du siehst: Es muss kein Gang in die Notaufnahme sein. Das schaffst du ganz alleine!

Es gibt aber Situationen, da solltest du einen Arzt aufsuchen. Zum Beispiel, wenn die Stelle rund um den Zeckenstich eine **RÖTUNG** aufweist, die sogenannte *Erythema chronicum migrans*. Toller Name für eine Hautrötung, oder? Die Stelle solltest du dann bitte gut im Auge behalten! Die Erklärung dazu gibt's im Kasten.

**Zecken können Krankheiten übertragen, zum Beispiel:**

**Lyme-Borreliose (Lymekrankheit)**

Borrelien sind Bakterien, die sich im Darm der Zecke befinden. Der Parasit muss also eine längere Zeit saugen, bis der Erreger übertragen wird. Das Infektionsrisiko steigt nach einer Saugzeit von mehr als zwölf Stunden. Entfernt man die Zecke frühzeitig, ist das Übertragungsrisiko daher nur sehr gering. Wenn es zu einer Übertragung gekommen ist, bildet sich rund um den Zeckenstich ein paar Tage bis Wochen später eine ringförmige Rötung. Die kann man leicht übersehen, daher die Stelle gut beobachten!

Nun können Fieber, Muskel- und Gelenkschmerzen und andere grippeähnliche Beschwerden auftreten. Borrelien können sich auch über die Blutbahn ausbreiten und weitere Organe befallen, vorwiegend das Nervensystem, die Gelenke oder das Herz. Die Lyme-Borreliose ist aber mit Antibiotika in der Regel gut behandelbar.

## FSME

Die Frühsommer-Meningoenzephalitis (FSME) ist eine grippeähnliche Infektion und wird durch Viren hervorgerufen, die ebenfalls von Zecken übertragen werden.

**Hier gibt es zwei Phasen:** Im ersten Stadium entwickeln sich meistens Symptome wie hohes Fieber und Gliederschmerzen. Deshalb wird FSME anfangs oft mit einer Grippe verwechselt und nicht diagnostiziert. Bei einem Großteil der Betroffenen ist die Infektion nach Abklingen dieser Symptome ausgestanden. Es können sich aber bei einem schweren Verlauf auch Gehirn und die Hirnhäute entzünden, was mit bleibenden neurologischen Ausfällen einhergeht. Daher bei auffälligen Rötungen rund um den Stich und/oder grippeähnlichen Symptomen: sofort zum Arzt!

Die Ständige Impfkommission empfiehlt FSME-Impfungen für Kinder und Erwachsene in stark von Zecken betroffenen Gebieten: Dazu gehören Bayern, Baden-Württemberg, Südhessen, das südöstliche Thüringen, drei Landkreise in Brandenburg und Sachsen. Wichtige und aktuelle Informationen dazu gibt es bei der Bundeszentrale für gesundheitliche Aufklärung.

Wenn du in der Zeit, in der Zecken am aktivsten sind (ab etwa acht Grad Celsius, circa von März bis November), durch eine hohe Wiese, dichten Wald oder **GESTRÜPP** gelaufen bist, vorsichtshalber mal kurz den Körper abchecken. Zecke rausziehen. Fertig! Damit bis zum abendlichen **MONDSCHEIN** zu warten, wäre echt bescheuert! Du kannst natürlich auch nur noch im Schnee wandern gehen. Aber das wäre mir persönlich zu kalt. Dann doch besser **SOCKEN** im Sommer.

---

### Muss man Zecken also rausdrehen?

**Die Antwort: nein.**

---

3

# KNOCHEN KNACKEN IST SCHLECHT FÜR DIE GELENKE!

Ja, auch diese Behauptung habe ich schon des Öfteren gehört, meist, weil jemand mit den Fingern geknackt hat und alle anderen eine Gänsehaut bekommen. Und das nicht, weil's so schön war …

»Das muss doch **SCHLIMM** sein! Tut das nicht weh? Warum machst du das?«

Schlimm ist Knochenknacken vor allem für die anderen Menschen, die sich das mitansehen und -hören müssen. Aber ist es das auch für den »Knacker« selbst? Ich bin ja keine Orthopädin (ich weiß auch, wieso ☺), aber eins ist klar: Auch ich persönlich finde freiwilliges, selbst herbeigeführtes Knochenknacken wirklich unangenehm! Jeder hat sicher schon mal neben diesen Typen gesessen, die dauernd an ihren Fingern und Gelenken rumdehnen und ziehen. Angeblich finden sie das Fingerknacken **ENTSPANNEND**, ganz sicher aber ist es eine blöde Angewohnheit. Möglicherweise baut es sogar auch Spannungen ab. Bei dem, der knackt vielleicht – bei der Umwelt bewirkt es wohl eher das Gegenteil. Tatsächlich schädlich ist es aber nicht. Es macht auch die Gelenke nicht kaputt. Studien zeigen, dass es auch nach jahrelanger exzessiver **KNACKEREI** keine Häufigkeit von Arthritis (Entzündung eines Gelenks) oder Arthrose (Schwinden der schützenden Knorpelschicht, also Verschleiß) gibt.

Dazu eine kleine (wie ich finde: lustige) Geschichte: Ein gewisser Donald Unger knackte fünfzig Jahre lang jeden Tag mindestens zwei Mal – aber nur mit den Fingern seiner linken Hand. Freiwillig und im Selbstversuch. Leute gibt's … **IRRE**, aber wahr! Der Allergologe wollte am eigenen Leib erfahren, ob da was kaputt geht – oder eben nicht. (Es ist leider nicht überliefert, ob er nach all den Jahren noch Freunde hatte – wahrscheinlich eher nicht.) In den fünf Jahrzehnten überdehnte der Typ mindestens 18 520 Mal die Knöchel seiner linken Hand. Und siehe da: Die linke Hand blieb gesund. (Die rechte übrigens auch.) Kein außergewöhnlicher **VERSCHLEISS**, keine Entzündung in den Gelenken. Und auch die jüngste Untersuchung von einem Team der University of California 2022 kommt zu dem Ergebnis: Knacken bringt **NIX** außer genervte Menschen um einen herum, schadet aber auch nicht. Und die Kollegen haben immerhin vierhundert Gelenke unmittelbar vor und nach dem Knacken untersucht.

Auch wenn es ungefährlich ist, ich empfehle, es zu lassen, weil es einfach nur eine schlechte **ANGEWOHNHEIT** ist. Es ist ein bisschen wie Fingernägelkauen … Ganz schlimm finde ich Menschen, die die Halswirbel durch Kopfschwung einmal rechts, einmal links mit Schmackes knacken lassen. Dagegen ist Fingerknacken ja **LÄCHERLICH**. Ganz Schlaue argumentieren gerne mit der chiropraktischen Therapie, die ja angeblich »das Gleiche« ist. Nee, ist es nicht! Zwischen dem selbständigen Knacken der Finger und einer (professionellen!) chiropraktischen Therapie gibt es große Unterschiede. Das laienhafte Knacken wird zwar **SUBJEKTIV** als Spannungsabfuhr empfunden, hat aber keinen medizinischen Nutzen. Zumindest hat man ihn bis heute nicht nachweisen können. Die Chiropraktik hingegen ist in der Lage, schmerzhafte Gelenkblockaden und Muskelverspannungen zu beseitigen. Und das **NACHWEISLICH**.

Stellen wir uns also vor, du bist Zeuge folgender Unterhaltung zwischen einem fleißigen Knacker und seiner Begleitung:

»Oh, bitte, hör sofort damit auf! Fingerknacken ist außerdem schädlich für die Gelenke.«

»Nee, ist es nicht, es ist sogar gut, weil ich so meine Muskelverspannungen lösen kann.«

Und jetzt kommst du: »Sorry, aber: beides falsch.« Und dann legst du eine astreine Erklärung hin und erzählst ihnen mal von dem total **BEKNACKTEN** Donald Unger.

Fingerknacken ist also ungefährlicher Spannungsabbau. Aber gibt es da nicht schönere Alternativen, um Spannung abzulassen? Vor allem solche, die die Mitmenschen nicht auf die **PALME** bringen? Mir würden da ja ein paar Möglichkeiten einfallen …

**Hier knackt's**

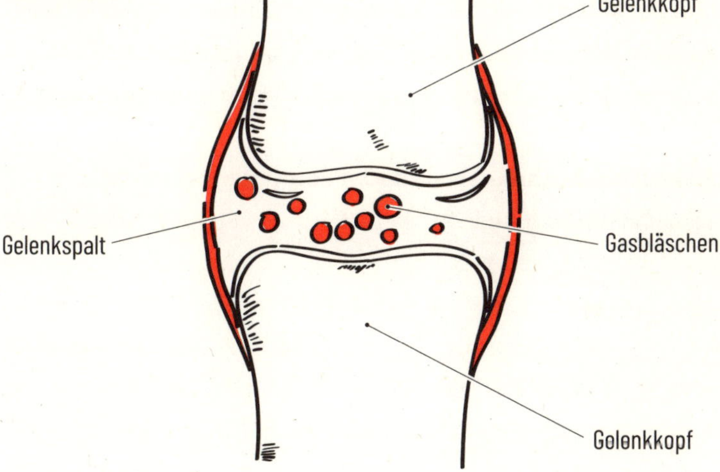


Aber warum knackt's eigentlich? Der Gelenkspalt (sitzt zwischen zwei Gelenkflächen) ist mit Gelenkflüssigkeit gefüllt. Nun gibt es zwei Theorien.

**Nummer 1:** Der flüssigkeitsgefüllte Spalt zwischen den Gelenkflächen kann sich durch das Auseinanderziehen vergrößern, und es entsteht ein Unterdruck. Durch den Druck **SCHNAPPT** die Kapsel um das Gelenk ein, und es knackt.

**Nummer 2:** Werden die Fingergelenke auseinandergezogen und es entsteht der besagte Unterdruck, bilden die in der Gelenkflüssigkeit gelösten Gase kleine Blasen. Dabei knackt's. Ein physikalisches Phänomen namens **»TRIBONUKLEATION«**. Merken für den nächsten Scrabble-Abend! Bedeutet nichts anderes als ein Mechanismus, der kleine Gasbläschen erzeugt. Wenn die Blasen sich wieder aufgelöst haben, kann wieder geknackt werden. Das ist der Grund, warum ein andauerndes Knacken nicht möglich ist. Der Knacker oder die Knackerin muss Pausen einlegen. Gott sei Dank! Wie man das rausgefunden hat? Dafür hat man Probanden in einen Magnetresonanztomographen (MRT) gelegt und ihnen beim Knacken zugeguckt. **TOLL**, womit Forschende so ihre Zeit verbringen.

**Also, Knochenknacken schadet den Gelenken nicht.**
**Es nervt einfach nur.**

4

# KANN MAN SEINE ZUNGE VERSCHLUCKEN?

Okay, jeder von uns hat sich schon mal ganz normal verschluckt. Das bedeutet: zu hastig gegessen, und ein **KRÜMEL** hat sich in der falschen Röhre verirrt. Normalerweise verschließt sich beim Schluckvorgang automatisch der Kehldeckel, damit die Nahrung in der Speiseröhre landet und nicht in die Luftröhre rutscht. Dort hinein gehört nämlich nichts außer Luft. Danach öffnet sich der Kehldeckel automatisch wieder, und wir atmen weiter. Diesen Vorgang merken wir gar nicht, weil wir **ANATOMISCH** so konstruiert sind, dass wir beim Schlucken nicht atmen können und umgekehrt. Aber ab und zu rutscht mal etwas in die Luftröhre, weil der Ablauf Essen/Atmen irgendwie durcheinandergeraten ist – und **SCHWUPPS** hat man sich verschluckt. In der Medizin nennt man das Aspiration. Das Teilchen hustet man dann heraus, nette Menschen klopfen einem auf dem Rücken rum, man trinkt ein Glas Wasser, und alles ist wieder in Ordnung. (Falls es sich um einen größeren Gegenstand handelt, wäre das natürlich ein Fall für den Rettungsdienst!)

Aber kann man seine Zunge verschlucken? Und landet die dann in der **LUFTRÖHRE?** Natürlich nicht. Wenn du schon mal jemandem die Zunge herausgestreckt hast (und wer hat das nicht?), konntest du die schöne Erfahrung machen, dass sie dir dabei nicht aus dem Mund gefallen ist. Klar, weil sie nämlich im Rachen angewachsen und über das Zungenbändchen mit dem Mundboden verbunden ist. Folglich kannst du sie auch nicht wirklich verschlucken im Sinne von herunterschlucken. Die Zunge sitzt nämlich **BOMBENFEST**. Und hier verbirgt sich leider auch die Gefahr. Denn was ich nicht wie ein Stück Schnitzel hinunterschlucken kann, daran könnte ich ersticken. Heißt: Die Zunge kann sich nach hinten verlagern und die Atemwege verschließen. Ein klassischer **NOTFALL!** Ich habe dieses Phänomen in meinem Leben als Notfallmedizinerin schon x-mal erlebt. Aber auch in dieser Situation muss man keine Ärztin oder examinierter Pfleger sein, um Leben zu retten! Genau wie bei der Herzdruckmassage kannst du auch im Falle einer Verlegung der Atemwege ganz einfach lernen, was zu tun ist. (Kurze Erklärung: Mediziner sprechen von einer Atemwegsverlegung, wenn die Atemwege teilweise oder vollständig durch z. B. einen Fremdkörper oder Erbrochenes verschlossen sind.)

**Der Unterschied kurz und klar:**

**Herzdruckmassage/Reanimation:** Bei Herzstillstand

**Freimachen der Atemwege:** Bei Asphyxie*/Atemstillstand

**Herzstillstand:** Erst bleibt das Herz stehen, dann setzt die Atmung aus.

**Atemstillstand:** Erst setzt die Atmung aus, dann bleibt das Herz stehen.

***Asphyxie:** Zu langsame und/oder zu oberflächliche Atmung bis hin zum Atemstillstand, geht mit Sauerstoffmangel im Blut einher

Bevor wir zu den Ursachen, Gefahren und Erste-Hilfe-Maßnahmen kommen, eine kleine Zungenkunde: Die Zunge (übrigens lateinisch *lingua*) verfügt über neun verschiedene Muskeln, und ihr Job ist es, uns beim Schlucken und Sprechen zu helfen, Essen zu durchmischen und mit ihren Geschmacksknospen unter anderem süß von salzig zu unterscheiden. Die rosarote **MUSKELMASSE** nimmt fast die gesamte Mundhöhle ein und kann bei einem bewusstlosen Menschen zur tödlichen Gefahr werden. Denn bei Bewusstlosigkeit oder Lähmung verliert der Zungenmuskel seinen Tonus, also seine **SPANNUNG**, er erschlafft und rutscht unkontrolliert nach hinten in den Rachenraum. Gehört oder gesehen hat man von diesem Phänomen meist im Zusammenhang mit Fußballspielern, die nach einem fiesen Foul **BEWUSSTLOS** auf dem Platz zusammenbrechen – und dann berichtet ein aufgeregter Sportreporter von einer »verschluckten Zunge«. Im Alltag einer Notärztin sind Profikicker ziemlich selten. Aber in der Notaufnahme können Schlaganfälle oder Herzinfarkte der Grund für die Bewusstlosigkeit sein, Unterzuckerung, Unfälle mit Schädel-Hirn-Trauma, exzessiver Alkohol- und/oder Drogenkonsum. Das sind nur einige Beispiele. So, nun rutscht bei der bewusstlosen Person, meist in Rückenlage, die schlaffe Zunge nach hinten in den Rachen und legt sich quasi auf den Kehlkopf – wie ein **GUMMIPFROPFEN** auf eine Flasche. Und warum ist das so gefährlich? Die Zunge verschließt die Atemwege. Der Mensch kann nur noch theoretisch atmen, also sein Gehirn sendet die entsprechenden Signale, und die Atemmuskulatur und das Zwerchfell geben alles, aber es kommt eben keine **LUFT** mehr rein oder raus. Der Mensch erstickt. Das wiederum führt dann zu einem Herzstillstand, und der Mensch verstirbt. Also: Wenn ein blockierter Atemweg das Problem ist, muss dieser **SOFORT** frei gemacht werden. Dann musst du eingreifen und den Menschen vor einem Erstickungstod bewahren! Und das ist ziemlich **SIMPEL**, du musst nur den Kopf überstrecken, und das gelingt mit dem sogenannten Esmarch-Handgriff: Du legst eine Hand an die Stirn des Patienten und die andere an dessen Kinn. Dann überstreckst du den Kopf vorsichtig weg vom Körper in Richtung

Nacken. Einfacher gesagt: Leg den Kopf in den Nacken. Das Ganze dauert nur ein paar Sekunden, kann aber echt Leben **RETTEN**. Denn durch das Überstrecken des Kopfes wird die Zunge angehoben und blockiert den Atemweg nicht mehr. Indem der Unterkiefer nach oben gezogen wird, sorgt man dafür, dass der Zungengrund ebenfalls angehoben wird und den oberen Atemweg frei macht. Ganz einfach! Also habt keine Angst, nur **MUT!** Ihr müsst auch nicht im Mund des Menschen herumfummeln und die Zunge »rausziehen«. Die rutscht bei diesem einfachen Handgriff von alleine nach vorne.

**Der Esmarch-Handgriff, auch Kopf-Kiefer-Handgriff genannt, geht auf Johann Friedrich August Esmarch (1823–1908) zurück. Der deutsche Chirurg war Begründer des zivilen Samariterwesens in Deutschland. Du musst kein Heiliger sein, aber ein bisschen Samariter schadet nicht!**

So, das wäre schon mal erledigt. Das ist sozusagen die Pflichtübung. Aber ihr könnt noch mehr tun! Bringt den Patienten in **SEITENLAGE**. Wichtig: Dabei müsst ihr sicher sein, dass er atmet. Warum Seitenlage? Ganz einfach: In dieser Position können Sekrete, Erbrochenes oder Blut besser ablaufen, und es wird verhindert, dass sich die Atemwege erneut zusetzen. Nachdem ihr den Atemweg frei gemacht habt, indem ihr den Kopf überstreckt habt, und der bewusstlose Mensch wieder **ATMEN** kann (und dies auch sicher tut!), bringt ihn in die Seitenlage.

Am besten, ihr probiert das ein paarmal mit Mann, Freundin oder den Kindern aus. Übung macht den **MEISTER**. Und im Notfall seid ihr geübt und könnt einen bewusstlosen Menschen zügig und sicher in die Seitenlage bringen!

Das kann nicht nur Leben retten, das gibt einem auch ein richtig gutes **GEFÜHL**. Wichtig ist, dass ihr bei dem Menschen in der Seitenlage bleibt, bis der Rettungsdienst da ist, und immer schaut, dass er wirklich weiteratmet. Denn es wäre tatsächlich ziemlich ungünstig, einen Herzkreislaufstillstand zu verpassen und dann nicht mitzubekommen, dass jemand in der Seitenlage stirbt.

## Seitenlage mit vier Handgriffen

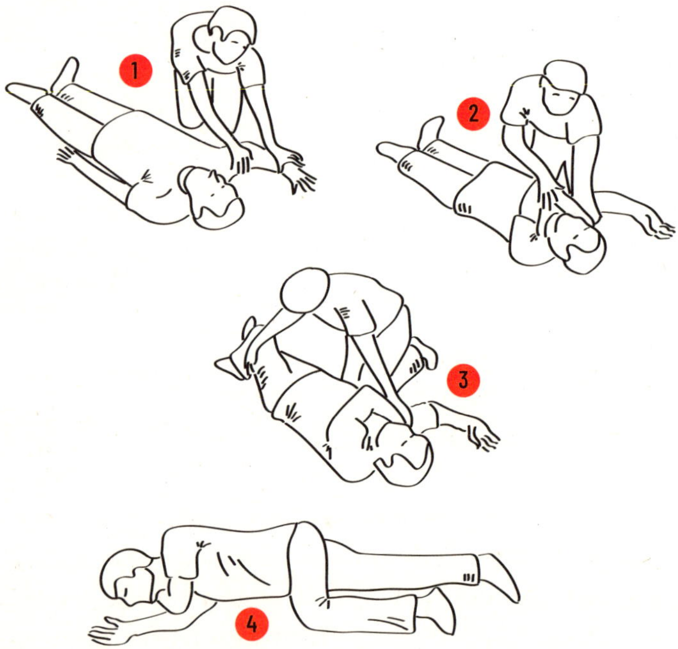


**Nein, man kann seine Zunge nicht verschlucken.**
**Aber man kann an ihr ersticken.**

# 5

# DER BLAUE STRICH AUF DEM ARM IST EINE BLUTVERGIFTUNG!

Interessanterweise hält sich diese »Blickdiagnose« hartnäckig. Dabei fällt vor allem eins immer wieder auf: Die Leute wissen gar nicht, was eine Blutvergiftung ist und wie sie entsteht. Es hat auch nichts damit zu tun, dass ein vermeintlicher Strich bis zum Herz wandert. Denn wo sollte er denn genau **HINWANDERN**, und warum sollte das dann gefährlich sein? Ich habe noch nie in der Notaufnahme gestanden und mit Blick auf einen Patientenarm mit blauer Linie diagnostiziert: Alles klar, Blutvergiftung.

Ich habe aber schon in der Notaufnahme bei Menschen aufgrund des klinischen Eindrucks schnell per Blickdiagnose Blutvergiftung im **VERDACHT** gehabt (dazu später mehr), von denen kam aber keiner munter reingelaufen und hat auf einen Strich gezeigt. Ganz einfach, weil sie keinen hatten. Leider hat sich diese Blutvergiftungsmär über zig Generationen hartnäckig gehalten. Wer kennt sie nicht, diese gruselige Geschichte vom blauen (oder wahlweise auch roten) Strich, der nach Verletzungen angeblich langsam zum Herz wandert? Darunter ziehen wir jetzt mal einen Strich – und zwar einen **SCHLUSSSTRICH**.

Die Blutvergiftung ist eine tatsächlich potenziell lebensbedrohliche Situation, alle vier Sekunden stirbt daran ein Mensch auf der Welt. (Laut WHO die dritthäufigste Todesursache in Deutschland.) Eine Blutvergiftung, fachsprachlich **SEPSIS** genannt, entsteht meist durch eine Entzündung, die sich irgendwo im oder am Körper befindet und in deren Folge irgendwann Bakterien durchs Blut strömen. Die Folgen einer Sepsis sind **SCHOCK**, Multiorganversagen und Tod, vor allem wenn die Symptome nicht früh genug erkannt und sofort behandelt werden.

Jetzt also mal konkret: Ausgangspunkt einer Blutvergiftung ist eine Infektion (z. B. der Harnwege oder Lunge) oder eine infizierte Wunde. Auslöser sind meist Bakterien, können aber auch Pilze, Parasiten oder Viren sein. Eine Sepsis ist ein absoluter **NOTFALL!** Den erkennst du nicht an blauen Linien, sondern an folgenden Symptomen:

**Bewusstseinsveränderung:** Der oder die Betroffene wirkt desorientiert, verwirrt, unruhig oder schläfrig.
**Beschleunigte Atmung:** Die Atmung ist schnell und flach, 22 Atemzüge pro Minute oder mehr (normal sind 12–15 pro Minute).
**Niedriger Blutdruck:** Der systolische Blutdruck (der »erste« Wert bei der Blutdruckmessung) liegt bei 100 mmHg oder tiefer.

Häufig ist auch der **PULS** beschleunigt.

Die Körpertemperatur liegt eventuell über 38 Grad Celsius, häufig begleitet von Schüttelfrost. Es kann aber auch eine zu niedrige Temperatur vorkommen mit weniger als 36 Grad Celsius.

Daher ist es nicht nur absoluter **QUATSCH**, dass du in aller Seelenruhe einem Strich beim Wandern zugucken kannst, während unzählige Bakterien durch deine Blutbahn rauschen. Es ist auch wirklich **GEFÄHRLICH**, denn bei einer Blutvergiftung zählt jede Sekunde. Und Bakterien schnallen sich auch keinen Rucksack mit Proviant auf den Rücken und spazieren langsam bis zur nächsten Parkbank, um sich zwischendurch mal auszuruhen, sondern sie vermehren sich und schwemmen, ja überschwemmen quasi die Blutbahn – wie ein **TSUNAMI**, nicht wie eine Rentnertruppe auf Wanderschaft.

Daher würde ich hier gerne mal die alte, klassische Sepsis-Definition vom Anfang des 20. Jahrhunderts der Herren Schottmüller (Internist und Bakteriologe) und Bingold (Internist) zitieren, denn die gibt die absolute Dramatik der Situation ziemlich gut wieder: Eine Sepsis liegt vor, »wenn sich innerhalb des Körpers ein Herd gebildet hat, von dem aus konstant oder periodisch pathogene Keime in den Blutkreislauf gelangen, und zwar derart, dass durch diese Invasion subjektive und objektive Krankheitserscheinungen ausgelöst werden«. Ich glaube, das macht die **BEDROHUNG** ziemlich deutlich, oder? Eine **INVASION!**

Deswegen befindet sich der Körper bei einer Sepsis im Ausnahmezustand, und du kannst mir glauben: Es geht dir überhaupt nicht gut! Die körpereigene Abwehrreaktion läuft auf Hochtouren und kommt nicht mehr hinterher! Dann heißt es: **NOTFALL!** Und du musst sofort ins Krankenhaus! Alles, was dir bei so einer bakteriellen Infektion dann noch helfen kann, ist ein Antibiotikum, das die Bakterien tötet und die weitere Ausbreitung verhindert. Und zwar **HOCH DOSIERT** über die Vene. Im Krankenhaus, nicht zu Hause.

*Sepsis* ist Altgriechisch und bedeutet Fäulnis. Schon die alten Griechen hatten offenbar erkannt, dass hier im Körper etwas wirklich Übles passiert. Eine Sepsis bedeutet für die Notaufnahme eine immense Herausforderung, weil die Gefahr, dass der Patient verstirbt, enorm groß ist. Hier muss sofort und fokussiert gehandelt werden. Wir müssen die Sepsis erkennen. Und wir müssen sie sofort behandeln. **SOFORT!**

Aber was hat es dann mit dieser ominösen rötlich-blauen Linie auf sich? Es kann ja nicht sein, dass seit mehr als hundert Jahren Mütter, Väter, Omas und Opas ihren Kindern und

Enkeln davon erzählen – und es ist alles nur **UNSINN!** Irgendwas muss doch dran sein! Stimmt! Die blaue oder rote Linie könnte eine Entzündung der **LYMPHGEFÄSSE** (Lymphangitis) anzeigen, deren Ursache eine einfache Verletzung oder zum Beispiel ein Insektenstich sein kann.

**Was sind Lymphgefäße?**

- Teil des Immunsystems
- Verantwortlich für den Abtransport von Flüssigkeit (Lymphe) im Gewebe
- Lymphe: wörtlich »klares Wasser«
- Flüssigkeit transportiert Eiweiße, Fette, Wasser, Immunzellen
- Lymphknoten im Lymphgefäßsystem haben eine wichtige Filterfunktion.
- Sie filtern z. B. Bakterien und schädliche Stoffe aus der Lymphe.

Ja, wirst du sagen: Siehste, Entzündung, Sepsis – also doch! Korrekt. Aus jeder Entzündung kann theoretisch eine Sepsis entstehen. Das passiert aber in den seltensten Fällen, denn – Wunderwerk Körper – unsere **ABWEHR** passt auf. Und wie! Daher wird die Lymphangitis zum Beispiel nur selten zu einer Blutvergiftung führen. Der rote Streifen ist das unter der Haut sichtbar gewordene entzündete Lymphgefäß. Er geht vom **ENTZÜNDUNGSHERD** aus. Die Stelle ist meist sehr warm und schmerzt bei Druckeinwirkung. Hier reichen entzündungshemmende Medikamente oder Antibiotika. Übrigens: Die »echten« Sepsis-Patienten zeigen dieses »Streifen-Symptom« nicht.

**Kurz und knapp:**

- Streifen ohne Symptome = Entzündung der Lymphgefäße = nicht akut lebensbedrohlich
- Blutvergiftung = extremes Krankheitsgefühl = medizinischer Notfall = akut lebensbedrohlich!

Deshalb gilt: Bitte nicht panisch in die nächste Notaufnahme fahren, wenn nach einer harmlosen Verletzung ein geröteter Streifen auf dem Arm sichtbar wird. Und auch nicht andere verängstigen! Die Entzündung muss aber natürlich desinfiziert und sollte beobachtet und im Zweifel ärztlich behandelt werden. Umgekehrt aber gilt: Ist jemand verwirrt und desorientiert, mit beschleunigter Atmung und niedrigem Blutdruck, Schüttelfrost und/oder Fieber, dann muss diese Person sofort ins Krankenhaus. Für eine lebensbedrohliche Sepsis braucht es keinen Streifen!

**Eine Blutvergiftung erkennt man NICHT anhand eines blauen Strichs auf dem Arm!**

# WARUM MUSS MAN IMMER AUFS KLO, WENN MAN NERVÖS IST?

»Ich hab mir vor Aufregung fast in die Hose gemacht!« Nee, nicht in diesem Moment. Aber Hand aufs Herz: Haben wir das nicht alle schon – zumindest mal gesagt? Warum bekommen wir Durchfall oder müssen nötig **PIPI**, wenn wir sogenanntes Lampenfieber haben? Vor einer Prüfung zum Beispiel. Kinder machen sich vor lauter **HIBBELIGKEIT** auch ganz gern mal in die Hose, und manche Menschen rennen gefühlt hundertmal zur Toilette, weil sie eine Präsentation halten müssen. Für andere ist eine bevorstehende Urlaubsreise so aufregend, dass sie vor lauter Pipimachen fast den Flug verpassen. Wieder andere haben eine »nervöse Blase« vor dem ersten Date. Und selbst Profis, die berufsbedingt dauernd auf Bühnen oder vor Kameras stehen, kennen das Phänomen. Gerade noch auf der Toilette gewesen und schon wieder **DRUCK** auf der Blase. So geht's mir zumindest. Ich schaffe es, den ganzen Tag nicht ein Mal auf die Toilette zu gehen, und dann vor einer Lesung: gleich vier Mal. Aufregung oder sogenanntes **LAMPENFIEBER** ist nichts anderes als akuter Stress für unseren Organismus. Wobei Stress hier nicht negativ gemeint sein muss. Ein bisschen Lampenfieber spornt nämlich auch zu Höchstleistung an. Stress hat viele Symptome: Steigerung der Herzfrequenz, Anstieg des Blutdrucks, Schweißausbrüche, Zittern, Erröten … und kann – Stichwort Fieber – tatsächlich auch eine erhöhte Körpertemperatur zur Folge haben. Der Körper arbeitet auf **HOCHTOUREN** und beschleunigt all seine Prozesse.

Warum aber reagiert ausgerechnet die Blase so empfindlich? Sie ist an unser vegetatives Nervensystem angeschlossen. Wir sagen: vegetativ innerviert. Das bedeutet, die Blase empfängt über die Nerven bestimmte Reize. In diesem Fall ist das der *Nervus pudendus* (Schamnerv), er misst die Harnblasenfüllung und meldet zum Beispiel: Sofort entleeren, bitte! Doch die Blase reagiert nicht nur, wenn sie voll ist; sie meldet sich auch, wenn wir unter **STRESS** stehen. Das liegt an Adrenalin und Cortisol. Diese Hormone werden bei Stress vermehrt ausgeschüttet. Angst und Stress führen zu einer Aktivierung des Sympathikus. (Da ist er wieder, und noch mehr dazu erfahrt ihr in *Gas und Bremse*!) Der heißt nicht so, weil er **SYMPATHISCH** ist. *Sympatheín* ist Griechisch und bedeutet mitleiden, mitempfinden. Der merkt also sofort, was mit uns los ist. (Na ja, irgendwie auch sympathisch.) Er ist unser »Aktivitätsnerv«, und der versetzt uns in Alarmbereitschaft, etwa in den Fluchtmodus. Durch die Ausschüttung von Adrenalin und Cortisol sind wir aufmerksamer, reaktionsfreudiger, und alle Antennen sind auf Empfang! Das ist ein grandioses **SICHERHEITSSYSTEM**, das uns vor Gefahren warnt und blitzschnell hellwach macht, hat aber eben zum Beispiel den Nachteil, dass wir auch bei absolut ungefährlicher Aufregung einen **ADRENALINSCHUB** bekommen, der auch die Blase nicht verschont. Das kann unser System nämlich nicht so gut unterscheiden. Wenn wir etwas als stressig empfinden oder vor einer Rede **»SCHISS«** haben, dann strömt Adrenalin durchs Nervensystem, und das macht einfach seinen Job. Er liefert uns eine Portion Energie, ganz egal, wofür wir sie brauchen. Auch dass wir in solchen Momenten »keinen Bissen runterbekommen«, liegt am Fluchtmodus. Keine Zeit zum Essen, der Körper ist in diesem Moment auf **AUSNAHMEZUSTAND** programmiert. Also, für den Spruch »Der hat sich vor Angst (fast) in die Hose gemacht!« gibt es tatsächlich eine ganz einfache Erklärung.

**Schon gewusst?**

Die Harnblase speichert

- 500 ml Urin (bei Frauen)
- 700 ml Urin (bei Männern).
- Harndrang entsteht ab einer Blasenfüllung von 150 bis 250 ml.

Ihr könnt euch jetzt natürlich denken, dass auch der Ausspruch »Schiss haben« einen wahren Hintergrund hat. Denn nicht nur die Blase reagiert empfindlich auf Stress und Angst, auch unser Darm. Wir können schließlich besser **FLIEHEN**, wenn wir uns »entleert« haben. Ich bin ja begeisterte Reiterin, und gerade bei meinen Pferden ist das eindrucksvoll zu beobachten. Erst mal **ÄPPELN** bei Stress. Könnte ja sein, dass man gleich wegrennen muss. Hierfür ist auch der Sympathikus mit seinem Adrenalinausstoß verantwortlich. Unser Magen-Darm-Trakt ist extrem sensibel und reagiert vor allem auch auf psychische Belastungen, und da steht natürlich Stress mit an oberster Stelle. In unserem **BAUCHRAUM** befindet sich die größte Ansammlung von Nervenzellen außerhalb des Gehirns. (Siehe auch *Gibt es das Bauchgefühl?*) In diesem enterischen Nervensystem (ENS) tummeln sich über hundert Millionen Nervenzellen. Und wenn Stresshormone (wie zum Beispiel Adrenalin, Cortisol, Noradrenalin) die Darmnerven in Alarmzustand versetzen, schlägt es dir im wahrsten Sinne des Wortes auf den Magen. Denn nun sorgen die Stresshormone kurzfristig für einen vermehrten Zustrom von Flüssigkeit und Mineralstoffen (Elektrolyte). Eigentlich meint es dein hauseigenes **ALARMSYSTEM** nur gut mit dir, denn es will dich mit diesen wertvollen Stoffen (gut für Nerven- und

Muskelfunktion) versorgen. Der Körper ist aber mit der Menge überfordert und kann die zusätzlichen Mineralstoffe nicht mehr aufnehmen. Dadurch ist der Stuhl flüssiger als sonst, der **STUHLGANG** nimmt plötzlich und unerwartet Fahrt auf und wird deutlich schneller zum Darmausgang befördert. Ja, und den Rest könnt ihr euch dann vorstellen … Wir sind also nur »Opfer unserer Hormone«. In diesem Fall ist das tatsächlich mal die **WAHRHEIT** und keine Ausrede.

---

## Musst du öfter Pipi machen, wenn du aufgeregt bist und Stress hast?

**Aber hallo!**

---

7

# AUF EINE BEULE GEHÖRT BUTTER!

Maaaaaamaaa! Bei diesem Wort gibt es ganz unterschiedliche Klänge – und Eltern wissen sofort zu unterscheiden: sehr schlimm, bisschen schlimm oder klarer Simulationsversuch. Wenn der Stoß dann doch mal etwas heftiger war, gibt es schnell eine dicke, **FETTE** Beule. Ich habe für derartige Notfälle immer die **»HEULE EULE«** im Gefrierer, einen Kühlakku mit Eulenüberzug. Die hilft immer, weil die »Heule Eule« auch direkt Tränen trocknet, und dieser Effekt ist niemals zu unterschätzen. Ich habe meinen Kindern bei solchen Vorfällen nie etwas anderes als Coolpads verordnet, aber im Freundes- und Bekanntenkreis ist es manchmal schon sehr lustig, was Eltern ihren Kindern so alles auf die Beulen schmieren und mich dann tatsächlich fragen, ob das **WUNSCHDENKEN** ist oder wirklich hilft.

Zerquetschte Kartoffeln, Knoblauch, Quark, frische Petersilie, Zwiebeln oder Essig. Daraus zaubere ich im besten Fall ein leckeres Abendessen, andere »behandeln« damit Beulen. Also habe ich mal recherchiert: Falsch oder sogar **SINNLOS** ist das alles nicht. Kartoffeln, Petersilie und Knoblauch können eine entzündungshemmende Wirkung haben, Essig wirkt **KÜHLEND**, Quark abschwellend, und Zwiebeln enthalten eine Aminosäure, die ebenfalls abschwellend wirkt. Okay, also zwei in einem: Abendessen und heilende Wirkung. Aber was ist mit Butter? Die war für meine Oma auch immer eine Art Allroundtalent, das lag aber wohl eher an der oralen Einnahme, sie liebte den Geschmack von fingerdicker Butterschicht auf Stuten oder Zwieback. Und das war wohl der Tatsache geschuldet, dass Butter für sie in Kriegszeiten ein seltenes und teures Lebensmittel war. Hier reden wir aber nicht von der **BUTTER**, die gegessen wird, sondern die wir auf Beulen schmieren.

Fangen wir zunächst mal mit der Beule an, denn um Zusammenhänge, Ursache und Wirkung zu verstehen, möchte ich etwas tiefer in die Materie einsteigen und wirklich unter die **HAUT** gehen. Wir wollen ja nicht nur einfach irgendwas behaupten (auch wenn es stimmt), wir wollen es erklären können! Und jetzt haltet euch fest: Ja, es gibt offenbar eine positive Wirkung von Butter auf Beulen. Aber warum? Eine Beule ist eine Anschwellung der Haut nach einem Stoß. So weit, so klar. Aber was passiert da in unserem Körper? In unserer Haut stecken enorm viele **BLUTGEFÄSSE**, und wenn wir zu fest auf das Gewebe stoßen, wird es gereizt und an dieser Stelle das Gewebshormon Histamin freigesetzt. **HISTAMIN** hat viele wichtige Aufgaben, u. a. in Hirn, Lunge, Magen, Darm, vor allem aber auch in unserer Haut. Es ist an der Abwehr körperfremder Stoffe beteiligt, kann aber auch die Blutgefäße erweitern, damit so an bestimmten Stellen die Blutzufuhr gesteigert wird. Diese Histamine zerbröseln (zum Beispiel bei einem ordentlichen **»PFERDEKUSS«**) die Wände der zarten Blutgefäße, was zu leichten Blutungen unter der Haut führt. Und in Sekundenschnelle entsteht eine Prellung, weil das gestaute Blut nach außen drückt, aber nicht austreten kann, weil die oberste Hautschicht (Epidermis) sozusagen eine **BARRIERE** bildet. So, und jetzt brüllt das Kind wie am Spieß, und die Mama rennt los und holt die Butter aus dem Kühlschrank. Kurze Pause an dieser Stelle. Denn nun kommen wir von der Beule zur Butter. Was ist das denn eigentlich? Butter ist ein **FETT**, das wissen wir, lecker auf Brot, und sie gehört in jedes fluffige Kartoffelpüree. Aber wisst ihr auch, dass Butter phosphathaltig ist? Der Phosphatgehalt von Butter liegt bei 21 Milligramm pro hundert Gramm. Und wofür ist Phosphat gut?

Wir brauchen es für den Aufbau von Knochen, Zähnen und Zellen. Und es ist der Hauptbestandteil von **PHOSPHOLIPIDEN**, eine Art Membran, die die Wände der Blutgefäße bilden. (Übrigens: Zu viel Phosphat ist für unseren Körper schädlich! Es setzt sich als Kalk in den Gefäßen ab. Auch hier bitte auf Ausgewogenheit achten.)

Aber hilft Butter denn jetzt bei Beulen? Zahlreiche Menschen in zig Internetforen (und sogar Experten auf Medizinportalen) beschreiben die sensationelle Wirkung von Butter auf Beulen und geben dazu folgende Erklärung: Wenn wir Butter auf die Beule schmieren, liefern wir somit Phosphat für die **PHOSPHOLIPIDE** und verhindern so, dass weitere Gefäße zerstört werden – und somit auch weitere Blutungen. Klingt einleuchtend. Dann würde aber ein anderes phosphathaltiges Fett auch seine Wirkung entfalten, oder? Olivenöl zum Beispiel. Doch jetzt kommt eine andere Komponente ins Spiel. Olivenöl wird nicht im Kühlschrank gelagert, Butter schon. Da sind wir wieder bei meinen Kühlpacks! Geht's also am Ende doch nur um die Kälte? Dann könnte man ja auch ein kaltes Stück **SCHWEINEBRATEN** vom Vortag auf die Beule legen oder das vielzitierte Steak. Kühlpacks aus dem Eisfach sind Standard, wenn es darum geht, schnell Schwellungen zu verhindern oder wenigstens abzumildern, weil die Kälte hilft, die Blutgefäße zu verengen, so dass kein weiteres Blut in das umliegende Gewebe fließen kann. Aber Butter soll noch besser sein als Eiskompressen. Sie hat angeblich – wenn man schnell reagiert und sie sofort sanft in die entsprechende Stelle einmassiert – eben nicht nur eine abschwellende Wirkung. (Sanftes **EINMASSIEREN** fällt für mich übrigens unter positive Zuwendung.) Außerdem sollen ihre Milchsäurebakterien (neben dem Phosphat) die Heilung zusätzlich begünstigen. Diese Mikroorganismen helfen nämlich bei der Abwehr krankmachender Keime und **UNTERSTÜTZEN** so zusätzlich das Immunsystem. Die Butter bringt also offenbar eine Menge Erste-Hilfe-Eigenschaften mit, die Kühlpacks nicht haben. Die Beule kann nun über mehrere Tage (oder sogar Wochen) in den schillerndsten Farben blühen: Rot, Blau, Violett, Grün, Gelb, bis sie irgendwann wieder ganz verschwindet. Die Veränderung der Farbe hängt mit der Verteilung des Farbstoffs **HÄMOGLOBIN** zusammen, der beim Stoß oder Aufprall aus den roten Blutkörperchen ausgetreten ist. Es dauert seine Zeit, bis alle Blutzellen abgebaut sind, deshalb kann man gut die einzelnen Stadien an den Farbveränderungen erkennen.

TIPP

### Die »PECH«-Regel

**Maßnahmen zur Erstversorgung von Prellungen und Blutergüssen**

**P wie Pause:** Die betroffenen Körperteile ruhigstellen
**E wie Eis:** Stelle kühlen (von mir aus auch mit Butter)
**C wie Compression:** Druckverband (nicht zu eng!) bei Muskel- und Gelenkverletzungen
**H wie Hochlagern:** Eine hohe Lagerung der geprellten Körperteile verringert den Blutfluss in verletzte Gebiete.

Eine stinknormale Beule oder Prellung ist also nichts, was euch in Angst und Schrecken versetzen muss. Kalte Butter oder ein Kühlpack drauf, das lindert auch den ersten Schmerz. Und dann **ABWARTEN**, bis alles wieder abschwillt. Ehlich gesagt, ich glaube nicht, dass unseren Großeltern dieser Phosphateffekt bewusst war. Butter hat halt irgendwie geholfen. Und die Erklärungen klingen zwar auch irgendwie plausibel, aber: Eine wissenschaftliche Studie dazu habe ich nirgendwo gefunden. Ich bleibe lieber bei meiner »Heule Eule« auf der Beule, Butter kommt bei mir aufs Brot und Kartoffeln in den Ofen. Aber das muss jeder selbst wissen. Ist ein bisschen so wie pusten: Das hilft zwar medizinisch nicht, aber der **BERUHIGUNGSEFFEKT** und das Kümmern lassen Beulen und Tränen quasi wegschmelzen. Und alles, was hilft, ist erlaubt.

---

### Hilft Butter auf einer Beule?

**Ja! Aber kalt sollte sie schon sein.** ☺

---

8

# HILFT EIN SCHNAPS NACH DEM ESSEN DER VERDAUUNG?

Es muss nicht die Fressorgie an Weihnachten sein, auch nach einem ganz normalen Sonntagsbraten wird gerne ein »Verdauungsschnäpschen« getrunken. Erst mal mehr essen, als eigentlich reingeht … und dann her mit dem rettenden Schnaps gegen das **VÖLLEGEFÜHL!** Vielleicht war es ja doch ein Kloß zu viel. Und jetzt soll ein »Kurzer« helfen, das Gefühl zu beseitigen und die Verdauung »anzukurbeln«. Es heißt ja auch Verdauungsschnaps, oder etwa nicht? Die Franzosen nennen es sogar ganz offiziell *le digestif* (lateinisch *digestio*: Verdauung), also die Verdauung betreffend oder auch verdauungsfördernd. Dann wird's ja wohl stimmen, könnte man jetzt sagen, aber so einfach ist es leider mal wieder nicht. (Und das Tolle an der Frage ist, dass man am Ende mal wieder über noch mehr wunderbares **KLUGSCHEISSER**-Wissen verfügt! Das kommt gerade auf Partys und Familienfeiern besonders gut.)

Dröseln wir die Thematik mal Stück für Stück auf: So ein Körper arbeitet ja nach **PRIORITÄT**. Und klar, wenn da jetzt eine Fuhre Spaghetti mit Tomatensoße (plus Parmesan) ankommt (lecker!), dann wird die verarbeitet. Muss ja gemacht werden. Doch kurz drauf kommt auch das Schnäpschen an. Und was macht der Körper? Der hört mit seiner Verdauungsarbeit auf, weil Alkoholabbauen jetzt auf der Dringlichkeitsliste ganz oben steht. Für unseren Körper ist Alkohol **GIFT**, und da fackelt der nicht lange. Das muss weg – und zwar so schnell wie möglich. Ob ihr das nun glauben wollt oder nicht: Die Pizza, Mamas Kartoffelsuppe oder der Double Whopper liegen länger (und schwerer) im Magen, wenn ihr Alkohol draufschüttet. Jetzt sehe und höre ich betretenes Schweigen, unverständliches Kopfschütteln oder sogar lautstarken **PROTEST:** »Mir geht's aber nach einem Kräuterlikör besser! Das

Völlegefühl ist weg!« Das stimmt zwar, aber nicht so, wie du jetzt glaubst, von wegen: Verdauungshilfe. Das hat zwei Gründe: Zum einen spürt ihr dieses Gefühl, vollgefressen zu sein, nicht mehr, weil Alkohol die Blutgefäße erweitert (ihr wisst ja jetzt, dass Sekt alleine den Blutdruck deshalb NICHT ankurbelt!) und entspannend auf die Muskelzellen wirkt. Und der Magen ist was? Richtig, ein Hohlmuskel. Der zweite Grund liegt im Likörchen versteckt: Die **KRÄUTER** mit ihren Bitterstoffen reizen spezielle Rezeptoren im Mund, und dadurch wird der Botenstoff Gastrin ausgeschüttet. Gastrin ist ein Hormon, das die Magen-Darm-Muskulatur stimuliert und die Produktion von **MAGENSÄURE** anregt. Wenn ihr also das Gefühl habt, der Kräuterlikör oder -schnaps hilft der Verdauung, dann liegt das an den Kräutern mit ihren Bitterstoffen und nicht am Alkohol. Wenn Onkel Willy also unbedingt einen »Verdauungsschnaps« braucht, dann ist ein Apfelkorn oder Wodka **BLÖDSINN**. Er braucht schon was mit Bitterstoffen, aber ein Espresso hat übrigens dieselbe Wirkung, weil Kaffee auch über die nötigen **BITTERSTOFFE** verfügt.

**Einer geht noch? Was Alkohol mit dir macht!**

Alkohol ist ein Zellgift, das sich im ganzen Körper verteilt. Es sorgt besonders im Gehirn für Verwirrung und grätscht verschiedenen Botenstoffen dazwischen, die eigentlich wichtige Informationen zwischen den Nervenzellen übermitteln sollen. Diese Boten torkeln jetzt sozusagen durch die Gegend, und die reibungslose Übertragung wird gestört. Das merkst du schon nach zwei Gläsern Wein oder Bier (so ab 0,3 Promille). Vom leicht beschwipsten Zustand geht es dann in den angetrunkenen über (0,5 Promille). Wahrnehmung und Reaktion sind verlangsamt. Die Konzentration wird schwächer. Zusätzlich wird aber unser Belohnungssystem aktiviert. Und da geht dann die Party ab: Die Stimmung steigt! Alle sind euphorisch, entspannt und enthemmt. Aber der Spaß hält nur kurzfristig an. Mit zunehmendem Konsum (ab 0,8 Promille) kippt die Stimmung, dann bist du nämlich betrunken. Ab 1 Promille (Alkoholrausch) könnte dir schlecht werden, du bekommst Kopfschmerzen, wirst vielleicht aggressiv und fällst die Treppe runter, weil das mit der Koordination nicht mehr so gut funktioniert. Und alles, was ab 2 bis 3 Promille und darüber hinaus liegt, landet möglicherweise mit einer Alkoholvergiftung oder schon komatös in der Notaufnahme.

Bitte merken fürs nächste **PARTYGESPRÄCH** (so macht man sich garantiert Freunde): Alkohol nach dem Essen, egal ob als dringend benötigte Verdauungshilfe »gerechtfertigt« oder einfach nur zum Spaß, hemmt den Verdauungsprozess. Der Alkohol entspannt die Muskeln der Magenwände, und dadurch nehmen die **PUMPBEWEGUNGEN** ab, die eigentlich den Mageninhalt vorwärtsbewegen sollen. Das ganze Zeug bleibt einfach länger liegen. Da wurde nichts verdaut, auf- oder weggeräumt. Das angenehme und entlastende **GEFÜHL** kommt nur von der entspannten Magenmuskulatur. Und das ist des Rätsels Lösung: Es fühlt sich gut an! Das Gehirn hat sich diesen **EFFEKT** gemerkt: Schnäpschen = Wohlbefinden. Die Verdauung wurde aber durch den Alkohol nicht in Gang gesetzt, sie wurde sogar gestoppt. Der letzte Kloß, der wie ein **STEIN** im Magen liegt, fühlt sich nur besser an. Er liegt da aber immer noch … Dem Völlegefühl kann man besser (und effektiver!) mit einem Fenchel-, Anis- oder Kümmeltee zu Leibe rücken. Sie enthalten Kräuter mit **BITTERSTOFFEN**, und die regen nämlich tatsächlich die Verdauung an, ohne dass Alkohol dem Prozess in die Quere kommt.

Bewegung kann ich in diesem Zusammenhang natürlich auch empfehlen. Ein »Verdauungsspaziergang« nach dem Essen bringt **SCHWUNG** in Kreislauf und Stoffwechsel. Ich möchte das Gesicht von Onkel Willy sehen, wenn ihr ihm nach dem Essen in Zukunft einen Fencheltee serviert. Und ihn auf eine Runde um den Block einladet. Dann isst er beim nächsten Mal garantiert freiwillig einen Kloß weniger!

---

### Hilft ein Schnaps nach dem Essen der Verdauung?

**Der Alkohol hilft garantiert nicht, ganz im Gegenteil. Es fühlt sich nur so an! Die Bitterstoffe in den Kräutern sind es, die die Verdauung anregen.**

---

# VERSTEHEN! NICHT NACHPLAPPERN!

Der »Verdauungsschnaps« ist ein super Beispiel dafür, dass Menschen seit ewigen Zeiten dummes Zeug nachplappern und, schlimmer noch: immer munter weiterverbreiten. Einfach so, ohne mal den Grips zu bemühen. Das kennen wir ja von der »stillen Post«: Die Geschichten werden immer abstruser, die eine Hälfte kommt nicht an und die andere ist unwahr. Tja, und schon wird aus dem schnöden Schnaps das Verdauungswunder. Aber Verdauung und Schnaps schließen sich komplett aus. Entweder das eine oder das andere, zusammen funktioniert das nicht. Und das jetzt bitte mal weitererzählen! Hat die Tante oder Oma einmal mit Blick auf die Fingernägel dramatisch »Das Kind hat Kalziummangel!« gerufen, hatte von da an jeder, der auch nur einen einzigen weißen Fleck auf einem Fingernagel hatte, mit Sicherheit einen eklatanten Mineralstoffmangel. (Dieser Behauptung gehen wir später natürlich noch auf den Grund.) Ich verstehe ja, dass Menschen früher ihrem Lieblingsschamanen oder dem »Halbgott in Weiß« blind vertraut haben, wenn der (ja, es waren fast nur Männer) etwas behauptet hat, dann war das so. Punkt. Und dann gab es noch die Mund-zu-Mund-Propaganda (heute: *Word-of-Mouth*-Empfehlung), die vagen Überlieferungen und Familienrezepte, die sich doch immer irgendwie bewährt haben. (Bei manchen Hausmitteln stimmt es natürlich auch.) Und überhaupt, wie sollte man das alles überprüfen? Hinterfragen? Ach was, wird schon stimmen! Is so!

Und heute? Nichts ist leichter, als sich rundum zu informieren! Echt jetzt? Oder ist es in Wirklichkeit schwieriger geworden? Weil die Verbreitung eines Gerüchts, einer Falschmeldung oder Lüge heutzutage in Sekunden um die Welt geht. Und dann ist die da und geht erst mal nicht mehr weg, bis das Gegenteil bewiesen wurde. Oder weil man einfach nicht mehr durchblickt vor lauter Informationen:

**Bluthochdruck:** 19 200 000 Ergebnisse bei Google.
Über 19 Millionen!
**Erkältung:** 37 900 000. Fast 38 Millionen!
**Zecken:** 7 800 000. Fast acht Millionen!

(Die Zahlen stammen von Juni 2023 und verändern sich dauernd. Im Winter wird z. B. das Schlagwort »Erkältung« natürlich öfter eingegeben als im Sommer. Da sucht man dann eher nach »Sommergrippe« oder »Sonnenstich«. Logisch.)

Wir haben die Möglichkeit, uns in Sekundenschnelle über alles Mögliche zu informieren. Im Netz wimmelt es nur so vor Ärztinnen, Ärzten und Gesundheitsportalen, Krankenkassen informieren, das Gesundheitsministerium sowieso, dazwischen zig Websites alternativer Heilmethoden. Apotheken, Ärzteverbände, Pharmazieunternehmen, alle wissen sie Bescheid: über Bluthochdruck, Darmerkrankungen und Husten, Schnupfen, Heiserkeit. Ganz zu schweigen von der Tante, der Oma, dem Nachbarn oder Arbeitskollegen, die alle auch immer irgendetwas »ganz genau« wissen. Und da kann man sich vorstellen, was in den Echokammern der sozialen Netzwerke los ist, wenn drei Millionen Meinung A weitererzählen, fünf Millionen aber Meinung B und wiederum 14 Millionen von C überzeugt sind. Daraus entstehen dann diese irren Mythen wie vom wandernden blauen Strich und der Blutvergiftung.

Sogar wir Erwachsenen fragen zwar das Internet (oder auch Menschen aus Fleisch und Blut), fragen aber häufig nicht wirklich NACH. Wir geben einfach schnell das Suchwort ein, picken uns eine Antwort raus und fertig – alles klar. (Und wir picken uns natürlich die raus, die uns am besten gefällt.) Nee,

Leute, das reicht nicht! Nehmt euch mal ein Beispiel an Drei- oder Vierjährigen. Die werden nicht müde, nach dem Warum zu fragen: Warum ist der Himmel blau? Warum heißt das Gänseblümchen Gänseblümchen? Warum hat Opa Falten und ich nicht? Nach jeder Antwort folgt ein weiteres Warum, bis Eltern und Großeltern irgendwann genervt sind. Zugegeben, je nachdem, in welcher Situation man sich befindet, kann das auch anstrengend sein. Vor allem dann, wenn man selbst keine Erklärung mehr hat und einfach kapitulieren muss. Klar, man muss nicht alles wissen und komplexe Zusammenhänge immer bis ins kleinste Detail kapieren, deshalb stehen ja auch viele Menschen ratlos in der Autowerkstatt und verstehen nur Bahnhof, wenn der nette Mechatroniker mit steiler Sorgenfalte auf der Stirn von einer nachtropfenden Einspritzdüse spricht. Millionen Verzweifelte hängen in der Computerhotline und lauschen dann irgendwann einem Techniker, der gelangweilt fragt, »ob die *Registry* vielleicht mit Datenmüll verstopft ist«. Hä? Meist regen wir uns dann auf, weil wir uns so hilflos und ausgeliefert fühlen und keinen Schimmer haben, worum es geht. Und die können uns ja viel erzählen! Ja, können sie. Wer das nicht will, muss sich selbst schlaumachen – ganz einfach. Oder vertrauen. Hier kann im schlimmsten Fall passieren, dass die Autoreparatur sauteuer wird oder der Rechner im Arsch ist. Nicht schön, sehr ärgerlich.

Wenn es aber um unsere Gesundheit geht, um unsere Haut und unser Herz, dann ist es vielleicht doch ganz gut, wenn wir Bescheid wissen, nachfragen und es uns erklären lassen. Warum man eine Zunge nicht verschlucken, aber an ihr ersticken kann. Und wenn jemand sagt, dass ein blauer Strich auf dem Arm eindeutig auf eine Blutvergiftung hinweist, dann stimmt das einfach nicht. Aber warum ist das falsch und vor allem: Woran erkennt man eine hochgefährliche Sepsis wirklich?

Wir haben an dieser Stelle schon einige Fragen und Behauptungen hinter uns. Und jede einzelne Antwort, jede Erklärung ist hilfreich; was ich aber wirklich will, ist, dass ihr am Ende dieses Buches eine ganze Fülle an Wissen habt und alles miteinander verknüpfen könnt. Alkohol kurbelt weder die Verdauung noch den Blutdruck an. Und auf den folgenden Seiten werdet ihr noch mehr über das Nervengift erfahren, das wir auf Partys, am Abend oder Wochenende so gerne konsumieren. Das bedeutet nicht, dass ihr nie wieder ein schönes Glas Chardonnay oder ein frisch Gezapftes trinken dürft, aber ihr wisst um die Wirkung und warum es euch am nächsten Morgen vielleicht nicht so gutgeht. Ihr könnt Wissensbrücken bilden, logische Schlussfolgerungen ziehen und am Ende sogar Fragen beantworten, die gar nicht in diesem Buch stehen. Weil ihr euren Körper versteht, wisst, welche Prozesse da ablaufen und wie alles mit allem verknüpft ist. Es soll ein Argumentationsleitfaden sein. Verstehen statt einfach nur nachplappern.

Medizin endlich verständlich – vielleicht war das der Grund, weshalb ihr dieses Buch nun in den Händen haltet. Weil ihr schon mal nach einem Arztbesuch ratlos wart und nicht wirklich verstanden habt, was der Gynäkologe oder die Internistin euch erzählt hat. Und nachfragen wie eine Vierjährige wolltet ihr auch nicht. Dabei ist genau das euer gutes Recht. Es geht nämlich um euch, euren Körper und eure Gesundheit. Warum scheuen wir uns eigentlich, wenn es darum geht, einmal mehr nachzufragen, so lange, bis wir es verstehen? Deswegen habe ich beschlossen, alles einfach mal aufzuschreiben. Die Fragen, die mir so gestellt werden, und natürlich auch die passenden Antworten.

»Die Medizin ist die Wissenschaft von der Vorbeugung, Erkennung und Behandlung von Krankheiten oder Verletzungen bei Menschen und Tieren.« So beschreibt es Wikipedia. Ich möchte noch einen Schritt weitergehen und euch für all das begeistern, was da täglich rund um die Uhr in eurem Körper passiert. Es sind fein aufeinander abgestimmte Prozesse. Wahre Wunder! Wenn du die kennst und wirklich verstehst, kann dir keiner mehr was vom Pferd erzählen. Deinen Körper zu kennen ist keine Raketenwissenschaft oder Astrophysik.

Es ist gut zu wissen, dass man die fette Zecke nicht wie eine Schraube rausdrehen muss, aber noch besser ist es, wenn du weißt, warum. Oder welche Folgen die Einwirkung von Kälte auf deinen Organismus hat. (Kommt noch!) Dann ist es auch logisch, warum bei niedrigem Blutdruck ein Glas Wasser helfen kann. (Kommt auch noch!) Zusammenhänge verstehen bedeutet Sicherheit. Selbstsicherheit. Leider sind immer noch zu viele Patienten und Patientinnen unsicher und ängstlich. Weil sie zu wenig wissen – oder einiges nicht verstehen. Ich wünsche mir, dass euch dieses Buch nicht nur schlauer macht, sondern auch souveräner im Umgang mit eurem Körper oder den Körpern eurer Liebsten. Denn auch Wissen ist gesundheitsfördernd! Wer sich ohnmächtig oder ausgeliefert fühlt, wird schnell wütend und frustriert. Diese negativen Gefühle können unser Wohlbefinden enorm beeinträchtigen. Wenn wir aber Bescheid wissen, gibt das Sicherheit und ein gutes Gefühl. Und positive Gefühle brauchen wir für eine gute körperliche und seelische Gesundheit. Warum? Auch die Antwort werdet ihr bekommen!

Aber als Nächstes kannst du jetzt mal überprüfen, ob du schon vorsichtiger mit vorschnellen Antworten geworden bist. Deshalb: Stopp! Bitte noch nicht umblättern!

Frage: Führt Kälte oder eine Verkühlung zu Erkältungen? Wenn ich eine Stunde in der Kälte gestanden habe, bekomme ich dann (höchstwahrscheinlich) eine Grippe? Ja? Okay, und warum? Oder warum nicht? Keine Ahnung? Ist einfach so? Gut, dann machen wir jetzt mal seriös weiter. Wir wollen ja verstehen! Nicht nachplappern – die Zeiten sind hoffentlich nun vorbei!

10

# KÄLTE FÜHRT ZU ERKÄLTUNGEN!

»Zieh dir was Warmes an, sonst erkältest du dich!«

»Du sollst nicht mit nassen Haaren ins Bett gehen, sonst bist du morgen krank!«

»Zieh den nassen Badeanzug aus, du bekommst eine Blasenentzündung!«

Also wenn es danach gegangen wäre, hätte ich als Kind (und heute noch) dauerhaft krank sein müssen. Natürlich habe ich mich auch schon dabei erwischt, dass ich meine Kinder mit derartigen Aussagen zum Föhnen verdonnern wollte. (Hat nicht immer geklappt.) Kälte und Nässe machen krank! Mit diesen **DROHUNGEN** sind wir alle aufgewachsen. Und auch heute noch werden Kinder unermüdlich mit der Erkältungswarnung malträtiert. Im Winter ist es die Erkältung, im Sommer die Blase oder die berühmte Sommergrippe vom nassen Badeanzug. Ich seh immer noch meine Oma mit dem dicksten **PULLOVER**, den sie finden konnte, hinter mir herrennen. Und wehe, ich ging mit nassen Haaren ins Bett! »Um Gottes willen, Kind, du holst dir ja den Tod!« Tja, was soll ich sagen: Ich lebe noch. Und wie!

An dieser Stelle muss ich euch **WARNEN:** Wenn ihr das hier gerade euren Kindern vorlest, ist danach einiges nicht mehr so, wie es mal war. Das müsst ihr jetzt entscheiden – auf keinen Fall vorlesen, wenn ihr ein Druckmittel zum Föhnen braucht … Gut, dann mache ich mal weiter.

Kälte führt (angeblich) zu Erkältungen. Klingt ja irgendwie logisch. Da muss es ja einen Zusammenhang geben. Husten, Schnupfen, Heiserkeit hat man ja auch meistens im **WINTER**. Andererseits: Wieso kann man dann andere anstecken, auch wenn die gar nicht draußen in der Kälte waren? Ganz einfach, Leute, weil es keinen Zusammenhang zwischen Kälte und Erkältung gibt. Zumindest keinen direkten. Für eine Erkältung sind in erster Linie immer **ERKÄLTUNGSERREGER**, Viren, zuständig. Wenn ich in einem Kühlraum übernachte (ich wüsste jetzt nicht, warum, aber nehmen wir es einfach mal an), der nachweislich völlig virenfrei ist, habe ich garantiert am nächsten Tag keine Erkältung. (Es sei denn, ich hätte mir ein paar Tage vorher irgendwo ein paar Viren eingefangen.) Eine Erkältung ist eine Virusinfektion. (Liebe Kinder, bitte fürs nächste Mal merken, wenn Mama und Papa wieder **UNSINN** reden!) Meistens ist das Rhinovirus verantwortlich, das ist eher harmlos und belastet in der Regel nur die oberen Atemwege. Seltener ist es das Influenzavirus, das weit aggressiver ist und zu einer echten Grippe führen kann. Übertragen werden die Viren durch **TRÖPFCHENINFEKTION**. Die Krankheitserreger sitzen im Rachenraum oder in der Nase und werden beim Husten, Niesen, Sprechen munter durch die Gegend gesprüht. Und schon hat's der Nächste! Daher kommt ja auch der Ausdruck Erkältungs- oder Grippewelle. Du kannst also draußen noch so warm angezogen sein, wenn dein Nachbar im Kino mit seinen **VIREN** großzügig um sich schmeißt, erwischt es dich – wahrscheinlich.

Direkt hat eine Erkältung also mit niedrigen Temperaturen nichts zu tun, aber indirekt schon. Kälte bedeutet trockene Luft. Das mögen die Viren, da können sie sich besonders gut verbreiten. Trockene Heizungsluft finden die kleinen **BIESTER** noch besser. Und deshalb ist es im Winter draußen in der trockenen, kalten Luft für Viren ideal, in beheizten Innenräumen aber auch. Paradiesische Zustände für kleine Infektionserreger. Denn in vollen, kuschelig warmen Kneipen, Kinosälen und proppenvollen Clubs funktioniert Tröpfcheninfektion einfach besser als im Sommer in Straßencafés. So weit, so verständlich: Viren können sich bei diesen Bedingungen prima **VERMEHREN**. Warum aber bin ich bei Kälte besonders virenempfänglich?

**Ganz einfach:** Weil die trockene Luft unsere Schleimhäute austrocknet. Dir fehlt einfach die schützende Schleimschicht in den Atemwegen, und dann es ist für die Viren ein Kinderspiel, in die Zellen der Schleimhäute zu gelangen. Tätää! Und schon sind sie drin! Und es gibt noch einen weiteren Aspekt, der eine Erkältung begünstigt: Wenn unsere **KÄLTEREZEPTOREN** auf der Haut frostige Temperaturen nach innen melden, reagiert unser Körper und fährt die Durchblutung runter. Schlechte Durchblutung bedeutet aber auch weniger Abwehrzellen in den Schleimhäuten im Nasenrachenraum. Und die sind ja wegen der trockenen Luft und der mangelnden **SCHLEIMSCHICHT** sowieso schon angreifbar. Deshalb können sich die Viren nun bequem einnisten. Hatschi! Das Blöde ist, dass du schon ein bis zwei Tage lang ansteckend sein kannst, obwohl du noch gar keine Symptome hast. Aber so eine richtige **VIRENSCHLEUDER** bist du erst zwei bis drei Tage, nachdem der Hals angefangen hat zu schmerzen und die Nase zu laufen.

Wichtige Info für Eltern: Dermatologen sagen, dass nasse Haare durch das Hin-und-her-Wälzen im Schlaf anfälliger für Haarbruch sind als trockene. Das wird besonders eure Töchter interessieren …

Also, Kälte alleine macht keine Erkältung. Und das gilt auch für kalte Füße! Es gibt ja viele Menschen, die schon bei den ersten Sonnenstrahlen im März gerne ohne Strümpfe rumlaufen, und die hören dann mit besorgtem Blick auf ihre nackten Füße: »Oh, hoffentlich bist du morgen nicht erkältet.«

**NEE**, sind sie nicht. Oder nur dann, wenn sie sich sowieso schon ein paar Viren eingefangen haben. Also gilt hier die gleiche Erklärung. Und wo wir schon mal dabei sind, räumen wir auch das nächste Märchen ab: **VORSICHT** bei kühler Zugluft und kaltem Wind! Du verkühlst dich noch! Dadurch wird ebenfalls keine Erkältung ausgelöst, die kalte Luft könnte nur ein begünstigender Faktor sein. Und das ist ja jetzt klar: Viren lieben kalte, trockene Luft. Aber wo keine Viren, da keine Erkältung. Da kann es noch so **ARSCHKALT** sein.

Da ich gerade in Fahrt bin, machen wir doch gleich weiter. Jetzt kommt nämlich zur Kälte noch die **NÄSSE** hinzu. Eine fatale Kombi! Für meine Oma war das fast schon der sichere Tod. So ein Quatsch! Und dieser Unsinn kursiert ja immer noch. Ich glaube, es gibt jede Menge Kinder, die dürfen den ganzen Abend fernsehen und dabei Chips essen, aber das niemals mit nassen Haaren! Auf der kuscheligen Couch wohlgemerkt! Viren ist es egal, ob du nasse oder trockene Haare hast. Es ist nur nicht so toll, wenn die Kopfhaut auskühlt. Das hat dann wieder zur Folge, dass die Schleimhäute weniger gut durchblutet werden.

Kommen wir zum Schluss noch zu einem weiteren **SCHRECKGESPENST:** die Blasenentzündung. Wird sofort in Zusammenhang gebracht mit: auf kalten Steinen sitzen, ohne Socken rumlaufen, nasse Badekleidung tragen. Nein, hier sind keine Viren schuld. Sondern **BAKTERIEN** oder Keime. Zumindest ist es die mit Abstand häufigste Ursache. Diese Erreger kommen häufig aus dem Darm, dringen über die Harnröhre ein und wandern dann hoch zur Blase. Mit Kälte hat das nichts zu tun, aber auch hier gilt: Bei Kälte steigt das Risiko für eine Entzündung, weil die **IMMUNABWEHR** geschwächter ist. Die Eindringlinge in deinen Harnwegen hätten es dann leichter, dort eine Blasenentzündung zu verursachen. Deshalb ist es schon sinnvoll, die nasse Badehose gegen eine trockene zu wechseln. Außerdem ist das ein **SUPER ARGUMENT**, weshalb man immer mehrere Badeanzüge oder Bikinis braucht.

So, jetzt wisst ihr Bescheid, und die Shoppingabsolution gibt's gratis obendrauf! ☺

---

### Verursacht Kälte also eine Erkältung?

**Nee! Aber Frieren ist auch blöd!**

---

11

# TUT WACHSEN WEH?

Ja. Definitiv. Das habt ihr wahrscheinlich auch in der Kindheit und Pubertät am eigenen Leib erfahren. Wir wollen uns aber damit beschäftigen, was da genau im Körper passiert und warum es schmerzt. Und vor allem: *wann* da was passiert. Das ist beim Thema Wachsen nämlich ein wichtiger Punkt.

Nun müsst ihr, liebe Eltern, an dieser Stelle entscheiden, ob das eure Kinder lesen dürfen oder ob ihr ihnen nur eine gefilterte **VERSION** von den Wachstumsschmerzen erzählt. Ich mache in diesem Buch an verschiedenen Stellen darauf aufmerksam, dass ihr eurem medizininteressierten Nachwuchs nach Lektüre dieses Buches das ein oder andere Märchen nicht mehr erzählen könnt. (Zum Beispiel: ohne Mütze im Winter = Erkältung.) Der lacht dann dadrüber. Und kann euch auch plausibel erklären, warum das so nicht stimmt. **WISSEN** ist eben Macht! Bei der Wachstumsfrage aber könnte es passieren, dass die Tochter oder der Sohn das neu erworbene Wissen gegen euch verwendet, um am Abend noch ein Stündchen länger aufzubleiben. Warum das so sein könnte? Dazu muss ich ein bisschen ausholen.

**WACHSTUMSSCHMERZEN** treten in der Regel bei Kindern im Alter von drei bis zwölf Jahren auf, und alle beschreiben dasselbe: dumpfe Schmerzen in den Schienbeinen, Oberschenkeln oder Waden. Manchmal wird auch von brennenden, ziehenden oder stechenden Schmerzen berichtet. Das Ganze kann nur ein paar Minuten dauern, es kann aber auch über Stunden anhalten. Einige Kinder äußern einfach auch nur ein **UNBEHAGEN**, weil sie spüren, dass irgendetwas nicht stimmt und es im Körper »so komisch zieht«. Mit drei oder vier Jahren ist eine präzise Symptomschilderung ja auch nicht so einfach. Und dann wird halt ein bisschen **GEQUENGELT** und gejammert. Das findet meistens abends oder nachts statt, da kann man natürlich schon mal denken, hier wird ein bisschen »Theater gespielt«, da will jemand Aufmerksamkeit und vor allem: nicht schlafen. Später dann, zu Beginn der Pubertät, können die Teenies ihre Beschwerden zwar besser kommunizieren, stehen aber noch mehr unter Verdacht, ein bisschen zu **ÜBERTREIBEN**. Tatsächlich hat man ganze Generationen von armen Kindern lange Zeit nicht ernst genommen, weil die angeblichen Schmerzen nämlich morgens wie weggeblasen waren. Okay, wir haben es alle überlebt, die Beschwerden sind ja auch harmlos, aber es kann eben wirklich sehr weh tun. Und dann beeinträchtigen sie das **WOHLBEFINDEN** erheblich, Schlafen geht nicht, mitunter ist das dumpfe Ziehen echt eine Qual.

**Wie wächst man eigentlich?**

- Zellen werden größer.
- Zellen vermehren sich, indem alte Zellen geteilt und neue gebildet werden.
- Dazu brauchen Zellen Nahrung: u. a. Wasser, Eiweiß, Vitamine, Fette.
- Je schneller sich die Zellen teilen, desto schneller wächst man.
- Drei Dinge, die unser Wachstum beeinflussen: Vererbung, Lebensweise, Hormone

**HORMONE!** Ohne sie geht nichts. Beim Wachstumsprozess mischen unter anderem Sexual- und Schilddrüsenhormone mit. Aber der hormonelle **ÜBELTÄTER**, der für die Schmerzen am Abend oder in der Nacht verantwortlich ist, heißt Somatotropin. Oder etwas kürzer: Somatropin, noch kürzer hGH: *hu-*

*man Growth Hormone*. Das Wachstumshormon regt die Zellen zur notwendigen Teilung und zum Wachstum an und wirkt so **MUSKELAUFBAUEND**. In der Pubertät erlangt die hGH-Produktion logischerweise dann ihren absoluten Höhepunkt. Und Somatropin ist eben leider **NACHTAKTIV**. Es wird von unserem Gehirn vorzugsweise während des Schlafes ausgeschüttet. Und dann kann es zu diesen Schmerzen kommen. Dabei gerät die Knochenhaut unter Spannung, und das äußert sich häufig als unangenehmes Ziehen.

### Drei Stadien des Knochenwachstums

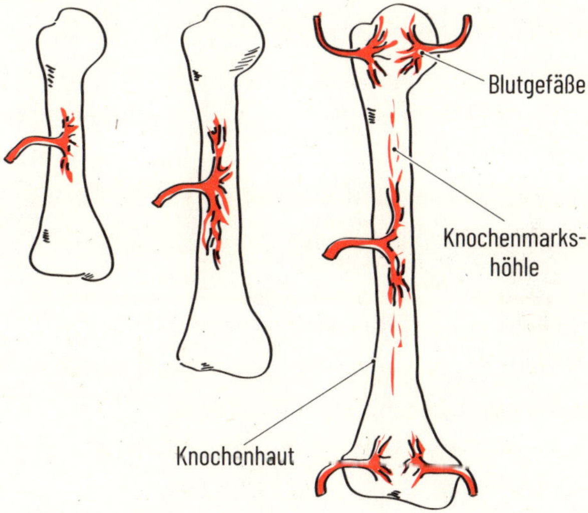


Die Oberfläche unserer Knochen ist mit einer Hülle aus Bindegewebe umschlossen, die ist gut durchblutet und leider auch extrem **SCHMERZEMPFINDLICH**. Das weiß jeder, der schon mal einen Tritt vors Schienbein bekommen hat. Und wenn man sich nun vorstellt, dass die Knochenzellen nachts vom

Somatropin angeregt wachsen und sich munter teilen, die Hülle aber noch nicht ausreichend mitgewachsen ist, dann zieht das unangenehm in den Beinen. **WEICHGEWEBE** wie die Knochenhaut wächst nämlich etwas langsamer als der Knochen selbst. Ursache für die Schmerzen ist vermutlich auch, wenn ein besonders schnelles Wachstum von Knochen, Muskeln und anderen Geweben im Körper vorliegt. (So ganz abschließend können Experten das noch nicht beurteilen.) Aber auch schon das ganz normale Wachsen schmerzt. Klar, dass die lieben Kleinen oder unsere hormongeplagten Teenies dann nicht schlafen können und stattdessen noch 'ne TikTok-Runde drehen wollen. Ihr seht also: Wenn eure Kids erfahren, dass das Wachstumshormon **SOMATROPIN** für die Schmerzen verantwortlich ist und nur nachts ausgeschüttet wird, dann könnten die das Wissen in Zukunft auch mal für andere Zwecke einsetzen. Generell aber müsst ihr ihnen bitte glauben! Wachstumsschmerzen sind wirklich **UNANGENEHM** und können Kindern den Schlaf rauben!

**Schmerzhafte Wachstumssymptome**

- Meist zum ersten Mal im Vor- und Grundschulalter
- Treten bei Ruhe abends oder nachts auf
- Meistens in den Beinen
- Sind fast immer morgens verschwunden
- Äußerlich nicht erkennbar
- Treten in Schüben auf

**Was man machen kann**

- Sanfte Dehnübungen und Massagen mit Öl oder Körperlotion
- Warme oder kalte Kompressen (je nach Vorliebe)

## Tut Wachsen weh?

**Ja, wachsen tut weh, weil das Somatropin den Wachstumsprozess (nachts) antreibt und dabei die Knochenhaut unangenehm spannt.**

12

# SALZ ERHÖHT DEN BLUTDRUCK!

Kennt ihr auch diese Leute, die das Essen schon nachsalzen, obwohl sie es noch gar nicht probiert haben? Ich geb's zu: Hab ich sicher auch schon gemacht! Mal abgesehen davon, dass dann alles nur noch **SALZIG** schmeckt, fragen sich viele Menschen auch: Ist das eigentlich gesund? Und dann gibt es diese Salzphobiker, die das sogenannte »weiße Gold« geradezu verteufeln. Bloß kein Salz! Dabei war Salz mal sehr **WERTVOLL** und ist es für unseren Körper immer noch. Gerade bei Salz ist es ja so: Wenn du es nicht hast, merkst du, wie sehr es dir fehlt. Nicht nur geschmacklich in der Hühnersuppe, echter **SALZMANGEL** kann auch körperliche Symptome zur Folge haben und sogar schwer krank machen: Da kann es zu Aufmerksamkeits- und Gedächtnisstörungen kommen, Kopfschmerzen oder Muskelkrämpfen bis hin zu Bewusstlosigkeit. Sogar Intensivtherapien können dann notwendig sein, also unterstützende oder ersetzende Behandlungen, wenn vorübergehend **KÖRPERFUNKTIONEN** versagen oder ausfallen. Der Ausspruch »Du bist das Salz in meiner Suppe« kommt nicht von ungefähr. Aber wie immer im Leben scheiden sich die Geister. Gut oder schlecht?

Speisesalz, Kochsalz, Tafelsalz: Wie immer ihr es nennen wollt, es gehört zur alltäglichen Ernährung des Menschen. Und der Körper braucht es auch!

Salz = Natriumchlorid (NaCl) = Natrium und Chlorid

Zusammen mit Kalium sind das die drei wichtigsten Elektrolyte. Salz ist **LEBENSWICHTIG**, es reguliert den Wasserhaushalt und ist wichtig für die Verdauung, ohne Salz könnten wir weder denken noch unsere Muskeln in Gang setzen.

Stopp!, werden jetzt einige von euch einwenden: Es gibt Menschen, die verzichten komplett auf Salz, und die leben ja auch irgendwie. Klar leben die, aber das mit dem Salzverzicht stimmt ja auch nur halb. Es ist richtig, dass man auf Salz **VERZICHTEN** kann, das bedeutet aber lediglich, dass man seiner alltäglichen Ernährung keines **EXTRA** zusetzt. Man isst nur die **MENGEN**, die sowieso in Lebensmitteln wie Fisch, Obst oder Gemüse von Natur aus enthalten sind. Und die reichen tatsächlich oft schon aus. Obst hat einen eher niedrigen Salzgehalt, Gemüse einen etwas höheren. Frische, natürliche und unbehandelte Lebensmittel enthalten in der Regel wenig Salz, verarbeitete Lebensmittel und Fertigprodukte hingegen viel. Eine **TIEFKÜHLPIZZA** zum Beispiel liefert schon alleine zwischen drei und fünf Gramm Salz.

**Salz (in Gramm) pro 100 Gramm**

| | |
|---|---|
| Lachs | 0,1 |
| Makrele | 0,2 |
| Spinat | 0,2 |
| Erbsen (Dose) | 0,6 |
| Sauerkraut | 1,4 |
| Weizenbrot | 1,4 |
| Knäckebrot | 2,0 |
| Wiener Würstchen | 2,4 |
| Gouda | 2,8 |
| Schweinespeck | 4,5 |
| Schinken (geräuchert) | 5,3 |
| Salami | 5,4 |

(Quelle: Deutsche Gesellschaft für Ernährung, Fragen und Antworten zu Speisesalz, Juni 2023)

Ganz ohne Salz geht es nicht. Das hätten wir schon mal geklärt. Daher ist die Frage, ob Salz den Blutdruck erhöht, für uns alle ja relevant. Morgens eine **PRISE** aufs Ei, mittags ins Spaghettiwasser, abends beim Fernsehen die salzigen Kartoffelchips. Wie viel Salz ist zu viel und wie viel zu wenig? Und ist es schlecht für den Blutdruck? Ehrlich gesagt: Es ist **KOMPLIZIERT**. Viele schlaue Menschen haben sich bei der Frage, ob Bluthochdruck durch Salz verursacht wird, schon die Köpfe heiß diskutiert, mit unterschiedlichen Ergebnissen. Vielleicht muss es heißen: Zu viel Salz erhöht den Blutdruck. Aber was ist »zu viel«? Die WHO (Weltgesundheitsorganisation) empfiehlt für einen Erwachsenen fünf Gramm Salz beziehungsweise 2,4 Gramm Natrium pro Tag. Und fünf Gramm sind schnell erreicht. Das ist gerade mal ein **TEELÖFFEL!** Insbesondere bei Fertiggerichten und stark verarbeiteten Lebensmitteln wissen wir gar nicht so genau, wie viel von dem Würzmittel da drinsteckt. Und dann geben wir noch eine Prise auf die Tomaten und übers Rührei. Dass eine dauerhaft erhöhte Salzaufnahme den Blutdruck ansteigen lassen kann, ist wohl unstrittig. Aber ist ein exzessiver Salzkonsum auch verantwortlich für eine krankhafte Erhöhung des Blutdrucks? Und wie kommt das? Oder anders gefragt: Wie hängt das zusammen? Unstrittig ist auch, dass ja noch andere Faktoren für die Hypertonie vorliegen könnten: Übergewicht, Rauchen, Stress, erhöhter Alkoholkonsum.

Was genau macht dieses »zu viel Salz« mit uns? Es bindet Wasser im Körper, und dadurch haben wir einfach mehr Flüssigkeit im Körper. Und je mehr Flüssigkeit im Körper ist, desto größer ist der **DRUCK** auf die Blutgefäße. Wenn wir zu viel Salz aufnehmen, wird es vor allem über die Nieren ausgeschieden – wofür wir Wasser benötigen, deshalb haben wir nach einer salzigen Portion Pommes auch entsprechend Durst. Der Körper will sein Flüssigkeitsdepot wieder auffüllen. Darum kann ein zu hoher Salzkonsum übrigens auf Dauer auch für unsere Nieren **SCHÄDLICH** sein. Das Gute aber ist, dass unser Körper sehr gut in der Lage ist, unseren Salzhaushalt zu regeln, und wir uns auf ihn verlassen können … wenn die Nieren **GESUND** sind und wir uns ausgewogen ernähren.

Mediziner der Harvard-Universität haben mal 247 Studien von Forschungseinrichtungen aus fünfzig Ländern zur Natriumeinnahme von Erwachsenen ausgewertet. Und fast alle Studien belegten, dass bei einer dauerhaft erhöhten Salzaufnahme auch der Blutdruck steigt, was wiederum das **RISIKO** für Herz-Kreislauf-Erkrankungen erhöht. Aber dass dauerhafter Bluthochdruck allein durch Salz hervorgerufen wird, konnte bisher keine einzige Studie zeigen. Trotzdem ist eine tägliche Salzflut auf dem Teller sicher nicht gut fürs Herz und die Blutgefäße.

Klar aber ist, dass eine salzreduzierte Ernährungsweise (laut der Deutschen Hochdruckliga) auch bei Menschen, die unter einer Herz-Kreislauf-Erkrankung leiden, eine positive **WIRKUNG** gezeigt hat. Es scheint also einen Zusammenhang zwischen Salzkonsum und Blutdruck zu geben. Aber dass der Salzliebhaber automatisch Bluthochdruck bekommt, ist nicht erwiesen.

Ihr seht schon, die Salz-Blutdruck-Frage ist nicht in ein paar schlanken Sätzen zu beantworten, aber wir kriegen das hin! Ich zäume das Pferd mal von hinten auf, dann wird es **VERSTÄNDLICH**. Versprochen!

Ihr kennt die Aussage (vielleicht von eurer Oma): »Ich hab Blutdruck, der Arzt hat mir Wassertabletten verschrieben!« Wir halten fest: Es gibt zwar nicht DIE eine Wassertablette, aber das Wirkprinzip ist immer ähnlich: Die Medikamente sollen dem Körper **WASSER** entziehen. Warum, dazu komme ich gleich. Wie wirken diese Tabletten? Diese sogenannten Diuretika (Wassertabletten auf Medizinisch) sind entwässernde Medikamente. Sie kurbeln die Harnproduktion an und somit werden die Nieren angeregt, Salze auszuscheiden, allen voran Natriumchlorid (auch Speisesalz genannt, ihr erinnert euch ☺). Und Salze binden ja Wasser. Dort, wo Salz ist, möchte das Wasser hin. Zwei wie Pech und Schwefel, könnte man sagen. Wer in Chemie aufgepasst hat, weiß, dass man diesen Vorgang **OSMOSE** nennt: Stellt euch eine Membran vor, durch die Wasser und Teilchen sich frei bewegen können, und jedes möchte natürlich dahin, wo es ihm »gutgeht«, damit überall ein schönes **GLEICHGEWICHT** herrscht. So macht es auch das Wasser, das dem Salz hinterherströmt. Wassertabletten sorgen nun also dafür, dass Salze von der Niere ausgeschieden werden, und was macht das Wasser? Na klar, es kommt hinterher! **PFIFFIG**, nicht wahr? Mit Speck fängt man Mäuse! Die Salze sind so eine Art Lockvogel fürs Wasser. Deshalb müssen Patienten, die Wassertabletten nehmen, immer so dringend aufs Klo. Ein Grund übrigens, warum ältere Menschen ihre **DIURETIKA** immer nur morgens und mittags nehmen sollten, sonst wird der nächtliche Klogang zur lästigen Routine.

Aber was hat jetzt Wasser mit dem Blutdruck zu tun? Und warum soll es raus aus dem Körper? Dazu tauchen wir ein bisschen in die **ANATOMIE** und Physiologie des Herzens ein:

## Das Herz

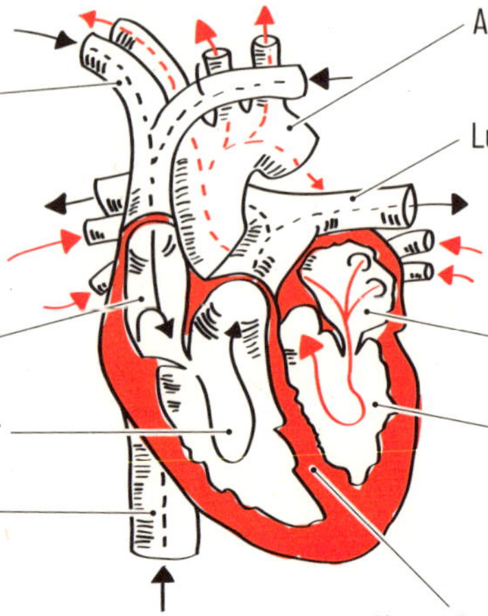


Ich versuche das mal möglichst plastisch zu erklären: Unser Herz ist ein großer Muskel, der bei jedem Schlag Blut auswirft. Die rechte Kammer pumpt Blut in die Lunge, die linke Kammer in die Hauptschlagader und damit in den Körper. Unser **BLUTVOLUMEN**, also wie viel Blut wir im Körper insgesamt haben, bestimmt auch, wie viel sich mit jedem Schlag davon im Herz befindet.

Den **BLUTDRUCK** können wir berechnen aus:

- der Herzfrequenz, also wie oft unser Herz schlägt,
- dem Widerstand, gegen den unser Herz arbeiten muss (je nachdem, wie eng oder weit die Gefäße sind)
- und dem Schlagvolumen, also dem Blutvolumen, das pro Herzschlag ausgeworfen wird:

  Blutdruck = Herzfrequenz x Widerstand x Schlagvolumen

**KLAR** so weit? Je mehr »Wasser an Bord« ist, desto mehr Volumen befindet sich in unseren Gefäßen und somit auch im Herzen. Leuchtet ein, oder? Und je mehr Blut im Herzen ist, desto mehr wird pro Herzschlag ausgeworfen. Und wenn ihr euch jetzt die Formel anschaut, ist es doch **LOGISCH**, dass dann auch der Blutdruck ansteigt. Wassertabletten sorgen dafür, dass Salze und Wasser aus dem Körper ausgeschieden werden, damit der Blutdruck eben nicht erhöht wird. Deswegen ist zum Beispiel ein dauerhaft erhöhter Salzkonsum eine mögliche Erklärung für Bluthochdruck.

TIPP

**Gut zu wissen:**

1 Teelöffel Speisesalz sind 5 g.
5 g Salz bzw. 2,4 g Natrium pro Tag reichen (aber auch nicht weniger!).
**Empfehlung:** Kaliumreiche Ernährung (viel frisches Obst und Gemüse)
Und über 55-Jährige, Menschen mit Nierenproblemen und Bluthochdruckpatienten sollten mit dem Salzstreuer vorsichtiger sein.

Aber was in die eine Richtung funktioniert, geht eben auch andersherum. Wir alle kennen den Spruch »Du musst mehr trinken!«. Gerade im Sommer, wenn wir stark **SCHWITZEN**, oder bei älteren Menschen, die unter niedrigem Blutdruck leiden und denen beim Aufstehen die Beine wegsacken, greift dann nämlich die Formel auch: zu wenig Flüssigkeit = zu wenig Blutdruck. Und dann wird einem schnell mal **SCHWARZ** vor Augen beim spontanen Aufstehen. Jetzt versteht ihr vielleicht auch, warum ihr ausreichend trinken müsst, denn zu wenig Blutvolumen senkt den Blutdruck. Und warum das so ist, wisst ihr jetzt auch! Also gilt auch hier wie überall wieder mal der gute alte Paracelsus-Spruch: Die **DOSIS** macht das Gift. Man sollte nicht unbedingt komplett auf Salz verzichten, aber bitte nicht jedes Essen darunter begraben. Weniger ist manchmal mehr, aber **SCHMECKEN** muss es ja schließlich auch!

**Salz erhöht nicht automatisch den Blutdruck, führt aber zu mehr Wasser in den Blutgefäßen, denn Salze binden Wasser.**

13

# STIMMT ES, DASS ICH BEI EINEM HERZINFARKT HUSTEN SOLL?

Wenn es nicht so traurig (und gefährlich!) wäre, könnte man über diese Frage lachen. Ist aber nicht lustig. Weil **BLÖDSINN** erzählen und verbreiten auch lebensgefährlich sein kann. Zunächst ein paar Fakten: Laut DZHK (Deutsches Zentrum für Herz-Kreislauf-Forschung e. V.) erleiden mehr als 300 000 Menschen in Deutschland jedes Jahr einen Herzinfarkt. Im Jahr 2020 starben laut dem Deutschen Herzbericht (von 2021) 338 000 Menschen (34 Prozent aller Todesfälle) an den Folgen der Koronaren Herzkrankheit (KHK), darunter fast 50 000 am akuten Herzinfarkt. Ein Jahr später waren es etwas mehr als 45 000 Tote durch **MYOKARDINFARKT** (so nennen wir Ärzte den Herzinfarkt auf Medizinisch). Die Zahl ist also etwas rückläufig. Gott sei Dank. Aber es sind immer noch viel zu viele! Und die hätten sich durch Husten garantiert nicht retten können.

**Das Statistische Bundesamt verzeichnete 2021 auf Platz eins der häufigsten Todesursachen in Deutschland:**
Krankheiten des Kreislaufsystems mit 33,3 %, also ein Drittel.
**Davon Platz eins:** chronische ischämische Herzkrankheit (21,9 %)
**Platz zwei:** akuter Myokardinfarkt (13,3 %).
Der plötzliche Herztod ist also immer noch Todesursache Nummer eins in Deutschland.

Zugegeben, es ist eine **HORRORVORSTELLUNG:** Du bist alleine zu Hause und hast plötzlich Schmerzen in der Brust, vielleicht noch begleitet von Atemnot und Schweißausbruch. Dann: Panik, Herzinfarkt! Genau diese (absolut nachvollziehbare) Angst hat vor gut fünf Jahren ein offenbar Fehlgeleiteter (angeblich ein Notfallmediziner) ausgenutzt und per WhatsApp einen Kettenbrief mit dem beknackten Husten-Tipp verschickt. Bei Herzinfarkt-Symptomen sollst du einfach husten, und so überlebst du, bis der **NOTARZT** eintrifft! Weil man sich ja alleine schlecht selbst eine Herzdruckmassage verpassen kann. (Da wiederum stimme ich uneingeschränkt zu ☺.) Tiefe Atemzüge und Husten helfen angeblich, weil man so die Lunge und damit den Körper und das **GEHIRN** mit mehr Sauerstoff versorgt. Falsch! Husten ist ein Reflex und verbessert nicht die Sauerstoffkapazität des Blutes, sondern soll Fremdkörper aus den Atemwegen herauskatapultieren. Eine tolle Erfindung zum Freihalten der Atemwege, nicht aber zum Überleben bei Herzinfarkt. Mehr von diesen blödsinnigen und, wie ich finde, teils gefährlichen Inhalten will ich hier gar nicht wiedergeben. Stimmt nämlich alles nicht, doch leider hält sich dieser **QUATSCH** bis heute in den sozialen Netzwerken. Und es hat noch kein Herzinfarktpatient überlebt, weil er ordentlich gehustet hat. Natürlich kann es Situationen geben, in denen jemand gehustet hat und auch einen Herzinfarkt überlebt hat. Aber das bedeutet nicht, dass da ein Zusammenhang besteht. Wir Mediziner nennen das: **KORRELATION**. Also in diesem Fall korreliert das Husten vielleicht mit dem Herzinfarkt. Ja, aber gibt es da auch eine Verknüpfung? Eine Kausalität, also eine klare Beziehung zwischen Ursache und Wirkung?

Beispiel: Als die Sonne schien, hat der Patient den Herzinfarkt überlebt. Würdest du jetzt automatisch davon ausgehen können, dass mehr Menschen den Infarkt bei Sonnenschein überleben? So funktionieren oft wahnwitzige Aussagen. Sie behaupten, dass das eine mit dem anderen einhergeht. Das kann ja sein, aber eben aufgrund eines **ZUFALLS**. Zu beweisen ist also der direkte Zusammenhang. Dieser wiederum ist gegeben bei Rauchen und Herzinfarktrisiko. Das Rauchen erhöht nachweislich das Herzinfarktrisiko – nicht nur zufällig, sondern das wurde **EINDEUTIG** nachgewiesen. Diesen Zusammenhang gibt es beim Husten eben leider nicht. Schön wär's. Also, hier noch mal ein kleiner Grundkurs Herzinfarkt:

## Was passiert bei einem Herzinfarkt?

Ablagerungen in der Gefäßwand brechen auf, bilden zum Beispiel ein Blutgerinnsel und verschließen ein oder mehrere Herzkranzgefäße. Die Folge: Das Gerinnsel verstopft die Arterie und schneidet den **HERZMUSKEL** von der Blutversorgung ab. Eine Herzmuskelzelle ohne Sauerstoff kann nicht mehr ausreichend ihrer Arbeit nachgehen, sie stirbt ab. Der Herzmuskel wird geschädigt, da Teile des Herzens nicht mehr funktionieren. Es kann zum plötzlichen Herztod, zum Herz-Kreislauf-Stillstand, kommen.

## Wie erkenne ich einen Herzinfarkt?

- Enge, Schmerzen oder Druckgefühl im Bereich der Brust, des Herzens
- Starkes Brennen im Brustbereich
- Schmerzen strahlen in Arme, Oberbauch, Rücken, Hals oder Kiefer aus. Plötzliche Atemnot oder Schwierigkeiten beim Atmen
- Kalter Schweiß, Übelkeit, Erbrechen, Schwäche, Schwindelgefühl

Übrigens weisen Männer andere Symptome auf als **FRAUEN**. Deshalb werden Herzinfarkte bei Frauen auch häufig nicht oder sehr spät erkannt. Frauen haben Symptome wie Bauchschmerzen, Übelkeit und Erbrechen. Männer eher die bekannten starken Brustschmerzen. Und leider denken immer noch viele Ärzte und Ärztinnen bei Männern eher an einen Herzinfarkt als bei Frauen. Das liegt auch daran, dass bis dato fast alle Studien zum Thema Herzinfarkt an Männern vorgenommen wurden. Und auch die **MEDIKAMENTE** ausnahmslos an männlichen Probanden getestet wurden. Frauen und Herzinfarkt: Davon scheinen Mediziner einfach nicht auszugehen.

## Was solltest du tun?

Sofort den Rettungsdienst 112 anrufen und am besten unbeweglich und so ruhig wie möglich liegen bleiben. Jegliche Anstrengung vermeiden. Falls man alleine ist und nur wenn möglich: Haus- oder Wohnungstür öffnen, damit die **RETTUNGSKRÄFTE** schnellstmöglich hineinkönnen. Nachbarn Bescheid sagen.

## Wie behandelt man einen Herzinfarkt?

Die verstopfte Arterie muss so schnell wie möglich geöffnet werden. Und das kann nur ein Arzt im **KRANKENHAUS!** Mit einem Draht und einem Katheter, wahlweise mit einem Stent, der bis ins Herzgefäß vorgeschoben wird. Nicht mit kräftigen Atemzügen oder Husten.

Ich habe mir die Frage gestellt, warum sich dieses fatale **GERÜCHT** vom vermeintlich lebensrettenden Husten verbreiten und bis heute halten konnte, und ich wollte dem nachgehen. Dabei stieß ich auf die **BEHAUPTUNG**, dass Husten auch bei Herzrhythmusstörungen helfen könne. Es stimmt, dass es tatsächlich schnelle **HERZRHYTHMUSSTÖRUNGEN** gibt, die man über natürliche Mechanismen verlangsamen kann. Auch schnelles Herzstolpern und Vorhofflimmern ist eine Herzrhythmusstörung – und zwar die häufigste, gerade bei älteren Menschen. Und da kann zum Beispiel die Massage des Karotissinus helfen. Beim ***SINUS CAROTICUS*** handelt es sich um einen Rezeptor, der den Blutdruck in den Halsschlagadern misst. Er liegt seitlich am Hals hinter dem linken Unterkiefer, an der Gabelung der Halsschlagader, und steht mit dem Vagusnerv in Verbindung (*nervus vagus*, parasympathischer Hirnnerv, der u. a. den Herzschlag verlangsamt, siehe auch *Gibt es das Bauchgefühl?*). Der sanfte Druck auf den Karotissinus kann die Herzschlagfrequenz absenken und so den Anfall stoppen. Aber **ACHTUNG!** Durch die Massage kann es bei Menschen mit besonders sensiblen Sensoren zu Schwindel oder gar Ohnmachtsanfällen kommen. Es ist sogar möglich, dass tatsächlich das Herz stehen bleibt, deshalb sollte der Patient oder die Patientin dabei nur sitzen oder liegen und nicht alleine sein! Und natürlich sollte man anhaltendes Herzstolpern ärztlich untersuchen lassen und bitte nicht selbständig auf dem Karotissinus herumdrücken.

Und noch etwas kann kurzfristig helfen, wenn das Herz stolpert oder rast: ein Glas eiskaltes Wasser. Ja, manchmal ist es auch in der Medizin ganz **EINFACH!** Mit kaltem Wasser lässt sich nämlich ebenfalls unser Vagusnerv aktivieren, der einen bremsenden Einfluss auf den Atrioventrikularknoten hat. Dieser AV-Knoten ist wiederum wichtig für eine gute **HERZARBEIT**. Er liegt am Übergang vom rechten Vorhof zur rechten Herzkammer (*Atrio* – Vorhof, *Ventrikular* – Herzkammer) und schützt vor lebensbedrohlich hohen Pulsfrequenzen. Denn der Vorhof kann richtig schnell schlagen. Beim Vorhofflimmern zum Beispiel tatsächlich 350-mal pro Minute. Gut, dass es da den AV-Knoten gibt, der wie ein Türsteher nur jede zweite oder dritte Erregung bis zur Herzkammer durchlässt. So schlägt das Herz dann faktisch hundertmal pro Minute, während der Vorhof deutlich mehr arbeitet. Man kann versuchen, sich diesen **EFFEKT** zunutze zu machen: Rast das Herz, kann man den *Nervus vagus* etwas reizen, das geht sehr gut mit einem Glas Wasser (bitte eiskalt!). Folglich kann das Wassertrinken eine positive Kettenreaktion auslösen: Der Nerv im Hirn wird stimuliert und sendet seine Botschaft an den AV-Knoten, der das **HERZRASEN** dann herunterpegelt.

**Massage des Karotissinus: sanft und nur im Sitzen oder Liegen**

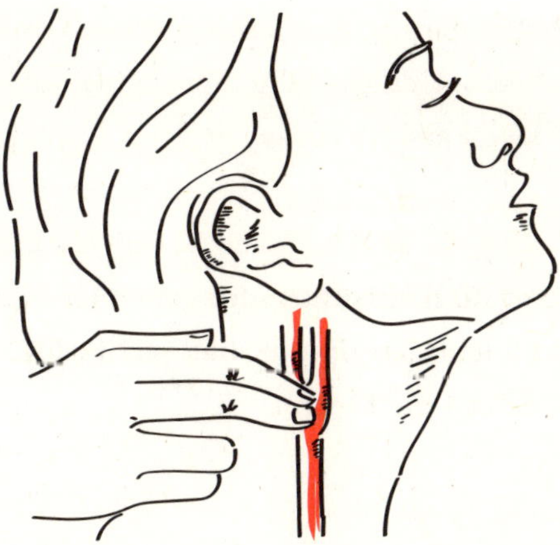

Aber dass Husten angeblich den aus dem Tritt geratenen Herzrhythmus wiederherstellen könnte, ist falsch. **WAHNSINN**, was Dr. Google da so von sich gibt! Beim Husten kann im

Brustkorb nur Druck einer bestimmten Höhe aufgebaut werden. Und deshalb wird von medizinischen Profis sehr stark bezweifelt, dass er ausreicht, tatsächlich das Herz so weit zu komprimieren, dass dadurch eine Rhythmusstörung wieder ausgeglichen wird. Deshalb benutzen wir Strom statt Hustenreiz. Das funktioniert nämlich. Also, egal ob Herzinfarkt oder Herzrhythmusstörungen: Husten ist **UNSINN**. Fragt eure Ärztin!

Wenn also Tante Hedwig mal wieder Vorhofflimmern hat, bitte nicht husten lassen! Und wenn eine Herzrhythmusstörung neu ist und vor allem Symptome verursacht wie Schwindel, Unwohlsein und dass das Herz »bis zum Hals schlägt«, ist das bitte was für uns Ärzte und nix für eine Atemtherapie!

Vielleicht erinnert sich der ein oder andere an Oma Olga aus meinem Buch *Keine halben Sachen*, die laut ihrer Nichte (und Hobbymedizinerin) Mechthild »Teilkammervorflattern« hatte. Da hatten wir es auch mit gefährlichem **HALBWISSEN** zu tun. Und die gute Olga haben wir auch ganz ohne Husten wieder auf die Beine gekriegt!

---

### Stimmt es, dass ich bei einem Herzinfarkt husten soll?

**Wer in so einer Situation noch Lust hat zu husten … bitte sehr. Das bringt aber nichts. Mir wäre es lieber, du rufst die 112 an!**

---

# DER BLINDDARM IST ÜBERFLÜSSIG!

Was macht der eigentlich? Wofür brauchen wir den? Wie viele Menschen laufen da draußen **PUTZMUNTER** ohne Blinddarm rum – fehlt denen was? Nö. Das ist ein super Thema, denn es gibt immer noch zu viele irreführende Aussagen über den Blinddarm, Menschen benutzen falsche Begriffe, oder es wird einfach einiges immer noch missverstanden und durcheinandergeworfen. Viele gute Gründe, dem **ZÄKUM** (oder Zökum) mal auf den Zahn zu fühlen.

## Überhaupt nicht überflüssig: Der Blinddarm

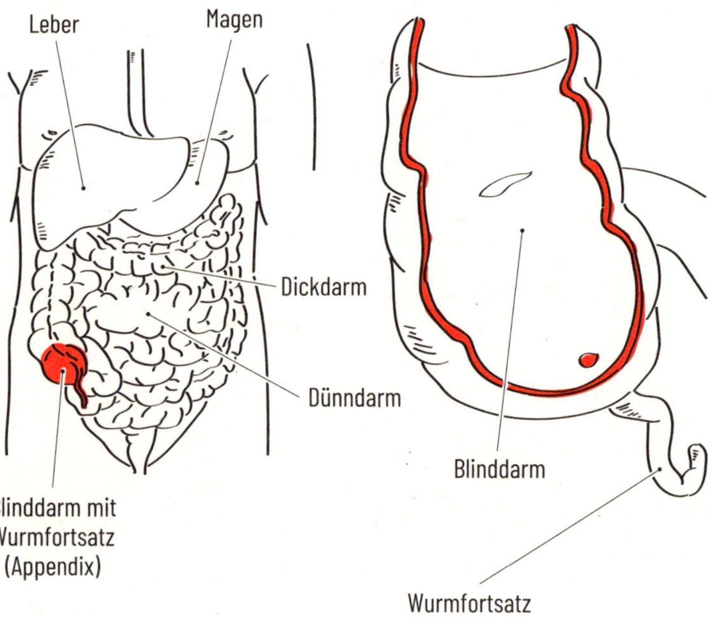


Ich bin ja in der Notaufnahme oder beim Rettungsdienst schon dem ein oder anderen entzündeten Exemplar begegnet. Eine **APPENDIZITIS** ist sehr schmerzhaft und kann lebensgefährlich werden, wenn sie nicht umgehend behandelt oder sogar operiert wird. Wenn es zu einem sogenannten Blinddarmdurchbruch kommt, gelangen nämlich Darminhalt und Bakterien in den Bauchraum und führen möglicherweise zu einer lebensgefährlichen Bauchfellentzündung. Korrekt müsste es statt Blinddarmdurchbruch allerdings heißen: entzündlich bedingte **PERFORATION** der Appendix. Daher wird bei einer Entzündung der Wurmfortsatz immer standardmäßig rausoperiert. Sicher ist sicher.

So, Appendix und Appendizitis, da sind schon zwei Begriffe gefallen, um die wir uns kümmern müssen, denn hier stecken einige **MISSVERSTÄNDNISSE:** Bei einer Blinddarmentzündung ist nicht der ganze Blinddarm entzündet, sondern die Appendix, auch *Appendix vermiformis* genannt. (Eine kleine Zusatzinfo für die Wissensdurstigen unter euch: Ja, wir Mediziner sagen DIE Appendix, auch wenn der Duden die männliche Form ebenfalls erlaubt. In der Fachsprache wird aber die weibliche Form verwendet.)

So, wo waren wir? Die ***APPENDIX VERMIFORMIS***. Das ist der sogenannte Wurmfortsatz (s. Abbildung), der am Blinddarmende rumhängt wie ein Wurm und »blind« in die Bauchhöhle ragt. Meint: ohne Anschluss. Dieser Wurm (bei manchen ist er nur zwei, bei anderen kann er auch zwanzig Zentimeter lang sein) ist ein kleiner Schlauch, der innen mit Schleimhaut ausgekleidet ist. So, der hängt da jetzt rum. Was macht der da? Die Appendix ist eine Art kleine Vorratskammer des Blinddarms. Der Blinddarm selber ist nämlich auch ein Lagerraum, bei unserer Verdauung spielt er aktiv keine Rolle, aber für unser **IMMUNSYSTEM!** Denn im Blinddarm befinden sich viele Zellen des Lymphsystems, die wir brauchen, um Krankheiten abzuwehren. Außerdem bietet er wichtigen

**DARMBAKTERIEN** einen Rückzugsort, wenn eine Darminfektion wütet und dabei Bakterien zerstört werden oder schlichtweg massenhaft verloren gehen. Dann verkriechen sich hier die guten Keime, um irgendwann, wenn der Spuk vorbei ist, die Darmflora (das Mikrobiom) wieder zu besiedeln. Unser Mikrobiom besteht aus Billionen von Bakterien, die mit unserem Gehirn und dem Immun- und Nervensystem in Verbindung stehen. Ein für uns enorm wichtiges **ÖKOSYSTEM**. (Mehr über das faszinierende Mikrobiom findet ihr auf Seite 111. Da beschäftigen wir uns mal mit der sogenannten Darmreinigung.) Der Blinddarm ist also für viele Bakterien ein sicherer **UNTERSCHLUPF**, wenn die Gefahr besteht, dass es ihnen im Falle einer Erkrankung an den Kragen geht. Auch die Appendix, der kleine **WURM**, ist genau für solche Notfälle da: Hier können bei Durchfallerkrankungen zum Beispiel nützliche Bakterien Zuflucht finden und somit überleben. Dieses geniale System bietet einen Schutzraum für gute Bakterien! Und wenn die Magen-Darm-Erkrankung vorüber ist, möchte sich das Mikrobiom, also die Darmflora, wieder in seinen natürlichen Zustand zurückversetzen. Dabei helfen dann die Bakterien und Keime aus Blinddarm und Appendix, die sich jetzt **SCHNURSTRACKS** wieder auf den Weg an ihren Arbeitsplatz machen. Und wenn du keine Appendix mehr hast, fehlt dieser kleine Schutzraum und Vorratsspeicher. Das ist aber nicht tragisch, dann baut sich die Darmflora nach einer Darminfektion einfach nur etwas langsamer wieder auf. Du kannst aber mit einer entsprechenden ballaststoffreichen und ausgewogenen **ERNÄHRUNG** dafür sorgen, dass die guten Bakterien von außen zugefügt und wieder angereichert werden. Mehr dazu bei *Reinigt eine Darmreinigung den Darm?*

**Wie erkennst du eine Appendizitis?**

Starke Schmerzen im Unterbauch, oft zunächst in der Nähe des Bauchnabels, dann später im rechten Teil des Unterbauchs, gut lokalisierbar mit typischem Druckpunkt und besonderen Schmerzen beim Loslassen des Druckpunkts, oft einhergehend mit Fieber, Übelkeit und Erbrechen

**Wie entsteht eine Appendizitis eigentlich?**

**Ursache für eine Entzündung könnte sein:**

- Der Wurmfortsatz ist abgeknickt
- Verhärteter Kot (Kotsteine) ist in die Appendix geraten.

Dann ist der Durchgang zum Blinddarm versperrt, und es stauen sich Sekrete in der Appendix. Nun können sich Bakterien dort gut vermehren und eine Entzündung auslösen.

**Kotsteine können entstehen**

- bei langanhaltender Verstopfung
- bei einer trägen Darmperistaltik, die den Stuhl zu langsam transportiert

Übrigens dachte man tatsächlich lange Zeit, dass der Blinddarm und sein **ANHÄNGSEL** nutzlos wären. Daran war der britische Naturforscher Charles Darwin (1809–1882) nicht ganz unschuldig. In seinem Werk *Die Entstehung der Arten* ging er davon aus, dass durch jahrtausendelange Anpassung an sich stetig verändernde Lebensumstände viele Organe oder Körperteile einfach ihre ursprüngliche Funktion verloren hätten und sich nur noch **NUTZLOS** in oder an unseren Körpern (oder denen der Tiere) befänden. Um seine These zu untermauern, musste immer wieder der arme Blinddarm herhalten.

Gut, dass wir heute **SCHLAUER** sind. Blinddarm und *Appendix vermiformis* sind für das Mikrobiom wichtige Mitarbeiter. Es gibt eben nichts, für das unser Körper nicht noch eine sinnvolle Verwendung findet. Auch für kleine, schleimige **WURMBEUTEL**. Aber das Gute ist, wenn unsere Appendix aus Krankheitsgründen frühzeitig aus dem Dienst ausscheiden muss, kann unser Körper das prima kompensieren.

---

**Der Blinddarm ist ganz und gar nicht überflüssig.**
**Aber auf seinen Wurmfortsatz können wir im Falle der Fälle verzichten.**

---

# LAUERN AUF ÖFFENTLICHEN TOILETTEN GESCHLECHTS-KRANKHEITEN?

Ist das ekelhaft! Gerade in der Urlaubszeit kriegen die Leute schon beim Anblick einer Rastplatztoilette Pickel. Oder **WÜRGEREIZ** – oder beides. Also mir geht's zumindest so, dass ich bei komischen Gerüchen automatisch das Gefühl habe, um mich herum feiern Viren, Bakterien und Keime wilde **PARTYS**. Und da sind öffentliche Toiletten anscheinend ihr Lieblingsort. »Da kann man sich alles Mögliche holen!«, hat meine Mutter immer zu mir gesagt. Und nun gebe ich meinen Kindern die gleiche Warnung mit auf jedes Schul- und Kaufhausklo. Aber kann man das wirklich? Und was »holen« wir uns denn da genau? Krankheiten. Geschlechtskrankheiten zum Beispiel. **ANGEBLICH**. Vielleicht sollten wir erst mal kurz klären, was Geschlechtskrankheiten sind.

Geschlechtskrankheiten sind Krankheiten, die (überwiegend) – wer hätte das gedacht – durch Geschlechtsverkehr übertragen werden, anders gesagt: Es sind sexuell übertragbare Krankheiten. Hier wird schon mal deutlich, dass es etwas mit **SCHLEIMHÄUTEN** zu tun hat. Man könnte also eine Geschlechtskrankheit bekommen, wenn man ungeschützten **SEX** auf einer öffentlichen Toilette hat. Ja, kann man. Aber auch vom Erledigen des kleinen oder großen Geschäfts?

Zu den häufigsten Geschlechtskrankheiten hierzulande gehört eine Infektion mit Chlamydien, auch Gonorrhö (Tripper) und Syphilis treten heute wieder öfter auf. Daran denkt ihr sicher zuerst, wenn wir über **GESCHLECHTSKRANKHEITEN** in Verbindung mit öffentlichen Toiletten reden. Der Vollständigkeit halber: Zu den sexuell übertragbaren Krankheiten gehören natürlich auch noch HIV (Humanes Immundefizienz Virus), Hepatitis-B (HBV) und Herpes. Die Letzteren (HIV, HBV und Herpes) werden durch Viren übertragen. Die anderen (Chlamydien-Infektion, Gonorrhö und Syphilis) werden durch Bakterien verursacht. Und hier hat sich die gruselige Vorstellung in den Köpfen festgesetzt, dass die in Scharen auf **KLOBRILLEN** rumlungern und uns auflauern. Sie warten nur darauf, dass wir uns auf sie setzen. Millionen, ach was, Milliarden Frauen auf der Welt hocken frei schwebend über fremden beziehungsweise öffentlichen Klos. Bloß mit nix in Berührung kommen! Okay, ich verstehe ja die **PANIK**. Toiletten können ja auch ein bisschen eklig sein. Eine Chlamydien-Infektion und eine Gonorrhö sind zwar unschön, aber, vorausgesetzt natürlich, sie werden erkannt, mit Antibiotika echt gut behandelbar. Anders ist es bei der Syphilis. Durch das Bakterium *Treponema pallidum* verursacht, kann diese Krankheit unbehandelt wirklich schlimme Konsequenzen haben: Demenzen, Psychosen, Schlaganfälle oder fortschreitende Lähmungen.

Aber jetzt **BERUHIGEN** wir uns alle mal, setzen uns gemütlich – zumindest gedanklich – auf die Klobrille vom Rastplatz Bottrop Süd und atmen tief durch (oder vielleicht lieber doch nicht?). Denn hier kommt die gute Nachricht: Die Übertragung von Geschlechtskrankheiten, also eine bakterielle Infektion, findet nur über den direkten Schleimhautkontakt statt! Und zwar oral, genital oder anal. Rutscht ihr etwa mit eurem **GENITALBEREICH**, sprich den Schleimhäuten, auf den Klobrillen rum? Nein, wenn es zu einem Kontakt kommt, dann doch im Bereich der Oberschenkel, oder irre ich mich? Und hier seid ihr vor den bösen Bakterien echt sicher. Denn eure Oberhaut, die Epidermis, bildet eine hervorragende Schutzschicht. Da kommen die Viecher nicht durch, denn sie besteht nämlich aus verhornten Hautzellen.

Verlassen wir mal kurz das stille Örtchen und gehen dahin, wo's eindeutig schöner ist. Es ist Sommer, ihr tragt Kleider, kurze Röcke oder Shorts, was auch immer, und sitzt damit auf Bänken im Biergarten rum oder hockt im Straßencafé auf Stühlen, auf denen ebenfalls vor euch zig andere Menschen mit ihren nackten **OBERSCHENKELN** gesessen haben. Und? Steckt ihr euch dort mit Chlamydien-Bakterien oder anderen Erregern an? Nö! Ich sag nur: **HORNHAUT** sei Dank!

So, jetzt kehren wir noch mal zurück auf die schöne Toilette vom Rastplatz Bottrop Süd. Ihr habt wie immer frei schwebend eure Blase entleert und verlasst fluchtartig die vermeintliche **BAKTERIENHÖLLE**. Und das ist ja nicht so ganz falsch. Auf öffentlichen Toiletten lauern natürlich die unterschiedlichsten Erreger. Übrigens nicht nur Bakterien, die Geschlechtskrankheiten übertragen könnten, sondern auch Salmonellen, Erkältungsviren (Grippe- und Rhinoviren) und Noroviren, die für üble Magen-Darm-Erkrankungen verantwortlich sind. Aber: Der Toilettensitz ist da wirklich das kleinste Übel. Denn nach eurem Toilettengang begebt ihr euch zum Waschbecken und wascht eure Hände, trocknet sie ab – und jetzt? Jetzt kommt die Wahrheit: die **TÜRKLINKE!!** Die fasst ihr, ohne mit der Wimper zu zucken, an und drückt sie runter. Und *das*, Leute, ist der Fehler! Die ist nämlich richtig **KONTAMINIERT!** Hier lauert die wirkliche Gefahr. Als Nächstes kauft ihr euch auf der Raststätte noch einen Schoko- oder Müsliriegel, fasst ihn (natürlich, womit sonst?) mit den Fingern an, die gerade noch die Türklinke berührt haben, und beißt herzhaft hinein. Und weil sich ein Stückchen Nuss zwischen den Zähnen festgesetzt hat, puhlt ihr das natürlich mit den Fingern raus. Ja, tut mir leid, aber das kann ich euch jetzt nicht ersparen:

Es gibt leider immer noch **SCHMUTZFINKEN**, die sich nach dem Toilettenbesuch die Hände nicht waschen. Und die haben möglicherweise ihre Fäkalkeime auf der Türklinke hinterlassen. Und die habt ihr jetzt auf dem Schokoriegel und zwischen den Zähnen. Diese Vorstellung finde ich viel ekliger als die **BAKTERIENPARTY** auf der verdreckten Toilette.

Also vergesst die Klobrille: Seifenspender, Armaturen, Türklinken – das sind die wahren Brut- und Feierstätten für Keime! Desinfiziert euch nach dem Besuch einer öffentlichen Toilette am besten die Hände, so ein paar Tücher oder ein kleines Fläschchen **DESINFEKTIONSGEL** passen in jede (Hand-) Tasche. Und ein zusätzlicher Tipp: Nehmt euch einfach nach dem Händewaschen noch ein Papiertuch aus dem Spender und benutzt es beim Türöffnen. So verringert ihr die **GEFAHR**, dass Krankheitserreger in den Mund gelangen und von dort ihren Weg in den Körper finden, wo sie Infektionskrankheiten auslösen können. Und was die Geschlechtskrankheiten betrifft: Abgesehen davon, dass ihr bitte mit euren Schleimhäuten nicht auf Toilettensitzen rumreibt: Wenn ihr die euch irgendwo »holen« könnt, dann bei ungeschütztem Sex. Leute, benutzt **KONDOME!** Die schützen!

**Woran du eine Chlamydien-Infektion erkennst:**

- Gelblicher Ausfluss (aus Penis bzw. Scheide) und Juckreiz
- Brennen beim Wasserlassen
- Bei Frauen können auch leichte Blutungen und Schmerzen beim Geschlechtsverkehr auftreten.

Bitte unbedingt bei der Gynäkologin oder dem Urologen abklären! Unbehandelt können Chlamydien zu einer

Prostata-Entzündung führen, die Hoden befallen und letztlich auch eine Unfruchtbarkeit bei Männern und Frauen verursachen. Bei Schwangeren besteht die Gefahr einer Frühgeburt und einer Ansteckung des Neugeborenen.
Und bitte nicht vergessen: Eine Chlamydien-Infektion ist bei Schleimhautkontakt hoch ansteckend!

Eine Anmerkung noch: Ich persönlich finde es ja besonders irre, dass es Menschen gibt, die sich auf Club- oder Kneipentoiletten vor lauter Ekel und **ANSTECKUNGSPANIK** nicht auf die Klobrille setzen, aber vom Deckel oder Spülkasten locker eine Line Koks ziehen. **UNFASSBAR**. Mal ganz abgesehen vom Drogenkonsum. Die ziehen sich die Bakterien direkt in die Nase. Und habt ihr außerdem in Sachen Bakterien schon mal über euer Handy nachgedacht? Wo legt ihr das eigentlich hin, damit es beim **PINKELN** nicht ins Klo fällt? Na, auf den Boden oder Spülkasten … und dann wieder ab ins Gesicht, um noch eben schnell von der versifften **TECHNOCLUBTOILETTE** die beste Freundin anzurufen … (Hier ist es ja auch nicht so laut!) Jeder Abstrich einer Handyhülle schlägt das Klo in Bottrop Süd um Längen! Das nur mal so ganz nebenbei …

**Also nein, du bekommst keine Geschlechtskrankheiten, wenn du dich auf eine öffentliche Toilette setzt. Aber du kannst dort natürlich mit den unterschiedlichsten Bakterien in Berührung kommen. Einfach danach Hände desinfizieren – und fertig!**

# KAFFEE ENTZIEHT DEM KÖRPER WASSER!

Eine Behauptung, an die sich folgende Frage anschließt: Warum muss ich immer Pipi, wenn ich Kaffee trinke? Kaffee ist ja für viele Menschen **LEBENSELIXIER** und der Muntermacher schlechthin. Ohne eine Tasse (oder zwei, drei, vier) am Morgen kommen einige überhaupt nicht in die Gänge. Und am Nachmittag wird dann nachgeladen mit Cappuccino, Latte macchiato oder einem doppelten Espresso. (Ich weiß, wovon ich spreche – bei Anästhesisten ist Kaffeekonsum ja fast schon Teil der Berufsbeschreibung!)

Koffein ist eine psychoaktive (oder psychotrope) Substanz. Das bedeutet, der **STOFF** beeinflusst die menschliche Psyche. Koffein kommt ja auch in Cola, Tee und Energy-Drinks vor. Das klingt ein bisschen nach LSD und Drogenrausch, und so ganz falsch ist das nicht. Die Substanz wirkt auf das vegetative Nervensystem, genauer gesagt, regt sie den **SYMPATHIKUS** an. Der »Aktivitätsnerv« schlängelt sich fast durch das ganze Buch, und das aus gutem Grund: Er hat viele wichtige Funktionen, vor allem bereitet er uns auf körperliche und geistige Leistungen vor. Trinken wir Kaffee, kommt diese Info sofort beim Sympathikus an, und er wird aktiv: Das Herz schlägt etwas **SCHNELLER**, der Puls wird erhöht, die Konzentration verbessert sich, und wir werden wacher, weil die Neurotransmitter Dopamin, Adrenalin und Noradrenalin ausgeschüttet werden. Koffein regt unseren Stoffwechsel an, es **PUTSCHT** uns im wahrsten Sinne des Wortes auf. Aber entzieht es dem Körper auch Wasser? So ganz aus der Luft gegriffen ist diese Annahme ja nicht, schließlich spüren viele Menschen die Wirkung am eigenen Leib: **HARNDRANG**. Wasserlassen eben.

Im Kapitel *Salz erhöht den Blutdruck!* habe ich mich mit der Tatsache beschäftigt, dass Wasser in unserem Körper dem

Salz hinterherläuft und somit Salze, die wir ausscheiden, immer von Wasser begleitet werden. Aber läuft das Wasser auch dem Kaffee, sprich dem Koffein, hinterher? Und müssen deshalb viele Menschen nach einer Tasse Kaffee sofort **PIPI** machen?

Koffein hat eine harntreibende Wirkung. So weit ist das richtig. Es liegt aber daran, dass Koffein die Filterfunktion der Niere spontan (und relativ kurzfristig) erhöht und mehr Urin gebildet wird. Koffein ist einfach ein **HARNTREIBER**, der die Nieren anregt, mehr Harn herzustellen. Man könnte auch sagen, es erhöht das Tempo der Harnproduktion in der Niere. Und das geschieht, weil die Nieren an unser zentrales Nervensystem angeschlossen sind (Sympathikusnerv!). Und genau da wirkt das Koffein hauptsächlich: in unseren Nerven und Nervenbahnen. Strömt nach einem Tässchen Kaffee das Koffein durch unsere Arterien, pumpt unser Herz mehr Blut durch den Körper. Siehe oben: Der Sympathikus zündet den **TURBO!** Es ist ein natürliches (und legales!) Aufputschmittel. Dadurch werden auch die Nieren natürlich besser durchblutet und gleichzeitig angeregt, Harn zu bilden. Weil Urin ein Ausscheidungsprodukt ist, das seinen Weg durch die Harnleiter in die Blase sucht, will es dort dann natürlich auch raus. Und wenn da schon ein paar hundert Milliliter drin sind, drückt die **BLASE** … Ihr könnt übrigens beobachten, dass der Harndrangeffekt immer ziemlich kurzfristig einsetzt. Das gilt natürlich auch für Koffeintabletten, die wirken auch harntreibend. Es heißt zwar, die seien besser verträglich, weil sie keine Säure enthalten wie Kaffee, aber da ist mir ein schöner Latte Macchiato mit aufgeschäumter Hafermilch eindeutig lieber!

TIPP

Eine durchschnittliche Tasse Filterkaffee enthält 96 mg Koffein.
Für einen gesunden, erwachsenen Menschen sind bis zu 200 mg Koffein als Einzeldosis gesundheitlich unbedenklich. Und 400 mg dürfen es über den Tag verteilt insgesamt ruhig sein. (Also circa vier Tassen.)
Wer aber Unmengen Kaffee am Tag trinkt und bei wem das mit Herzrasen, Magenbeschwerden oder Nervosität einhergeht, der kann diese Mengen eindeutig nicht gut vertragen. Die Verträglichkeit von Koffein ist nämlich typabhängig. Und auf Dauer tut man seinem Körper dann überhaupt keinen Gefallen mit diesem Muntermacher.

(Quelle: AOK, Kaffee-wie-viele-tassen-am-tag-sind-gesund)

## Entzieht Kaffee also dem Körper wirklich Wasser?

**Nein, man könnte aber sagen: Das Koffein macht den Nieren ein bisschen Feuer unterm Hintern – und die produzieren einfach mehr Urin als sonst.**

# REINIGT EINE DARMREINIGUNG DEN DARM?

Eine Darmreinigung oder -sanierung ist in den letzten Jahren immer mehr in Mode gekommen. Vor dem alljährlichen Heilfasten wird der Darm zum Beispiel mit Hilfe von Glaubersalz entleert und »gesäubert«. Bei der Colon-Hydro-Therapie reinigt ein Arzt oder eine Therapeutin den Darm mit einem speziellen Darmspülgerät. Das geschieht in den meisten Fällen als **WELLNESS-** und »Entgiftungs«-Maßnahme, so wie man einen alkoholfreien oder veganen Januar einlegt, und nicht weil es medizinisch **NOTWENDIG** ist. Mich fragen nicht nur Patientinnen und Patienten, ob sie mal eine Darmreinigung machen sollen, auch in meinem Freundes- und Bekanntenkreis ist das ein Thema. Daher schon mal vorab: Nein, eine Darmreinigung reinigt nicht den Darm, sie ist auch nicht sinnvoll. Unter normalen Umständen braucht das kein Mensch. Warum, dazu kommen wir gleich.

Zunächst möchte ich mit euch einen Ausflug in den Darm machen, das ist nämlich super **SPANNEND** und überhaupt nicht eklig. Ich versichere euch, ihr werdet Sachen erfahren, die ihr garantiert nicht wusstet. Außerdem werdet ihr in Zukunft ein paar Dinge in eurem Alltag (hoffentlich) anders machen. So ging es mir auch, als ich mich mit einer echten Darmexpertin über dieses Thema unterhalten habe.

Also legen wir los, ab in den Darm. Ich will gar nicht über Dünn- und Dick- und End- und Mastdarm dozieren, sondern mit euch das **MIKROBIOM** unter die Lupe nehmen. Im Volksmund besser bekannt als: Darmflora. Rund einhundert Billionen Mikroorganismen leben in unserem Darm. **100 000 000 000 000**. Eine unvorstellbare Zahl. Gemeinsam bilden diese zig Billionen Bakterien (und Viren und Pilze) das Mikrobiom. Was genau geschieht da?

Die Darmbakterien spielen eine wichtige Rolle für unser Immunsystem und unsere Gesundheit. Früher hat man angenommen, die Darmbakterien wären lediglich für unsere Verdauung zuständig, aber die Forschung war in den letzten Jahren extrem fleißig. Der Darm kommt so langsam raus aus der **SCHMUDDELECKE** und Tabuzone, er ist fast schon gesellschaftsfähig und für die Forschung zum Objekt der Begierde geworden. Unser Darm ist ein Ökosystem. Heute weiß man, dass diese Lebensgemeinschaften von Bakterien, Pilzen und Viren in unserem Körper viele wichtige Jobs erledigen und uns guttun. Das Mikrobiom kommuniziert nämlich mit unserem Gehirn und dem Immun- und Nervensystem. Die **MIKROORGANISMEN** fördern eben nicht nur unsere Verdauung, sie verarbeiten auch unverdauliche Ballaststoffe und produzieren daraus Stoffwechselprodukte, die über die Blutbahn in jede Zelle unseres Körpers gelangen können: ins Gehirn, in die Leber, zum Herz. Überallhin. Sie kümmern sich um die **DARMSCHLEIMHAUT**, halten sie gesund und produzieren Nervenbotenstoffe und Hormone. Somit ist schon mal klar, dass das Mikrobiom absolut schützenswert ist. Denn wenn unsere Darmbakterien aus dem Gleichgewicht geraten, kann das krank machen: Chronisch entzündliche Darmerkrankungen, Übergewicht, Allergien, Diabetes, Rheuma und sogar psychische Erkrankungen können die Folge sein. Daher ist es wichtig, dass unser Mikrobiom gesund ist, denn: **GESUNDHEIT** fängt im Darm an! Wir sollten die hundert Billionen als Partnerinnen betrachten, wir brauchen uns gegenseitig. Durch Ernährung und entsprechende Lebensgewohnheiten können wir dieses Ökosystem positiv beeinflussen. Umgekehrt heißt das: Durch eine ungesunde **LEBENSWEISE** (Rauchen, Alkohol, einseitige Ernährung, übermäßig viel Weißmehl) gefährden wir es. Die Mikroorganismen brauchen gute Nahrung, um sich optimal zu entwickeln und ihre Arbeit zu erledigen. Und das haben wir in der Hand: Die Forschung weiß mittlerweile, dass unser Mikrobiom vor allem **VIELFÄLTIG** sein sollte, das heißt, es sollte aus vielen verschiedenen Bakterien bestehen – ein bunt gemischter Haufen. Und die siedeln wir in unserem Darm durch eine abwechslungsreiche, Mikrobiom-gesunde Ernährung an: Gemüse, Obst, Hülsenfrüchte, Vollkornprodukte, Haferflocken, Zwiebeln, Lauch, Spargel, Äpfel, Birnen, dunkle Schokolade, grüner Tee, Joghurt, Buttermilch, Kefir, Sauerkraut. Einmal querbeet, bitte! **ABWECHSLUNGSREICH** und nicht einseitig bedeutet: Ja, auch Pommes, Pizza und Döner dürfen dabei sein. Aber eben nicht nur. Das ist ja klar.

So, und jetzt machen wir hier einen Break und beobachten diese riesengroße Bakterienbelegschaft mal bei der Arbeit. Die kennen sich alle gut, von unserer Geburt an hat sich diese Gemeinschaft gebildet. Das bedeutet auch, dass die Darmflora eines Menschen total **INDIVIDUELL** ist. Es ist dein ganz persönliches Mikrobiom. Und das ist von Monat zu Monat, Jahr zu Jahr gewachsen, die Mikroorganismen arbeiten seit Jahrzehnten (idealerweise) prima zusammen – und nun kommst du auf die **IDEE:** Ich mache mal 'ne Darmreinigung oder eine Darmsanierung! Einmal mit dem Dampfstrahler durch den Darm. Alles so richtig schön sauber machen. Liegt ja nahe, oder? So 'n Darm ist ja 'ne schmutzige Angelegenheit, da muss man ab und zu mal so richtig durchfegen.

**NEIN!** Bitte tut das nicht! Angeblich müssen unerwünschte Schlacken, Ablagerungen, Fremdstoffe und Rückstände aus dem Darm entfernt werden. Aber das ist Unsinn!

Stell dir das mal ganz plastisch vor: Du bist ein Darmbakterium und lebst in einer tollen Hausgemeinschaft (Darmflora), jeder hat da seine Aufgabe: Die einen kümmern sich um den **MÜLL**, die anderen um den Garten, einer putzt die Fenster, die andere den Hausflur. Einer kauft ein, einer repariert das Klo. Und wenn mal jemand krank wird, kümmert man sich auch. **SUPER**, funktioniert. So, und nun kommt der Eigentümer (oder die Eigentümerin) des Hauses auf die Idee: **FRÜHJAHRSPUTZ!** Großreinemachen! Jetzt pustet der oder die mit einem riesigen Dampfstrahlgerät durch die Hütte und fegt dabei nicht nur (vermeintlichen) Dreck und Unrat raus, sondern euch alle gleich mit. Und tschüs!

**Wann ist eine Darmreinigung sinnvoll?**
Vor einer Darmspiegelung (Koloskopie) muss eine Darmreinigung erfolgen. Das geht nicht anders. Dann sollte anschließend das Mikrobiom aber unbedingt durch die Einnahme probiotischer Bakterien und präbiotischer Ballaststoffe beim Wiederaufbau unterstützt werden.

**Wie wirken Antibiotika auf das Mikrobiom?**
Gerade breit wirkende Antibiotika bringen die Darmflora aus dem Gleichgewicht, weil sie eben auch gute Bakterien »vernichten«. Nach einer Behandlung mit Antibiotika (und gerne auch schon währenddessen) sollte man das Mikrobiom wieder ins Gleichgewicht bringen und dabei mit Pro- und Präbiotika (s. unten) unterstützen.

Ein gesunder Darm muss nicht gereinigt werden. Und der **GLAUBE**, bei einer Reinigung würden nur die schlechten, bösen Bakterien entfernt werden, ist ein Irrtum. Nein, auch die guten werden mit herausgespült. Und die müssen sich dann erst alle wieder ansiedeln … Das dauert Monate, wenn nicht Jahre! Wenn ihr eurem Darm etwas **GUTES** tun wollt, dann durch eine gesunde, ausgewogene und abwechslungsreiche Ernährung. Auch gerne Probiotika in den Speiseplan aufnehmen. Die kennt ihr aus dem Kühlregal im Supermarkt (Naturjoghurt, Kefir, Kombucha). Das sind Produkte, die nützliche Mikroorganismen wie zum Beispiel Milchsäurebakterien

**Unser Mikrobiom:**
**100 Billionen Mitbewohner**

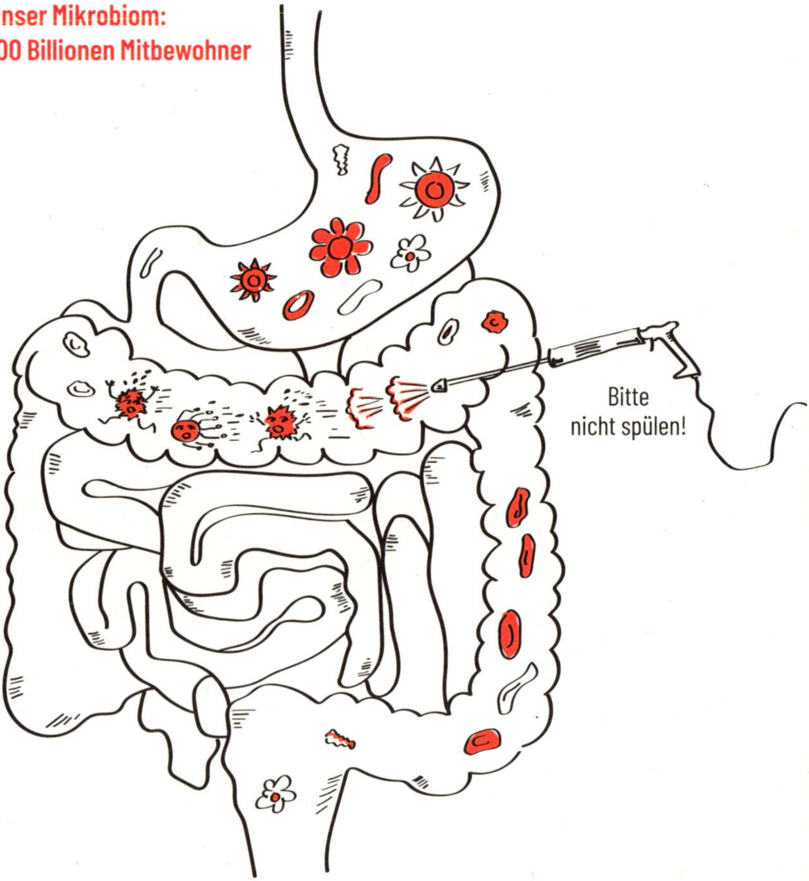

und Hefen beinhalten. Präbiotika wiederum sind Nahrungsbestandteile aus pflanzlichen Lebensmitteln, die sich ebenfalls **POSITIV** auf den Darm und somit auf die Gesundheit auswirken. Sie regen nämlich das Wachstum und die Aktivität von probiotischen Bakterien an. Präbiotika findet man unter anderem in Chicorée, Schwarzwurzeln oder Topinambur.

**Unglaublich, aber wahr! Habt ihr schon mal von einer Stuhltransplantation gehört?**

Bei einer Stuhl- oder Kottransplantation wird der Stuhl eines gesunden Menschen in den Darm einer Person mit einer schweren Darmerkrankung übertragen. Warum? Um nützliche, wichtige und gesunde Darmbakterien in einem kranken Mikrobiom anzusiedeln. Hierzulande wird diese Methode tatsächlich nur bei sehr ernsthaften Erkrankungen wie schweren Darminfektionen durchgeführt. Es besteht nämlich das Risiko, es könnten neben den »guten«, zur Heilung benötigten Bakterien auch andere Erkrankungen übertragen werden, die im Mikrobiom schlummern.

Bei einem Fall aus den USA wurde einer erkrankten Frau Stuhl von ihrer Tochter transplantiert. Die Tochter war zwar gesund, aber übergewichtig, ihre Mutter hingegen war schlank. Nach der erfolgreichen Kottransplantation war die Mutter von ihrer Darmerkrankung zwar geheilt, sie nahm aber innerhalb von drei Jahren fast zwanzig Kilo zu (und das trotz Diäten und Sportprogrammen). Offenbar waren nicht nur die heilenden Bakterien von einem Darm in den anderen übertragen worden, sondern auch noch jede Menge töchterliche »Moppelbakterien«. Für Übergewicht sind nämlich Firmicutes-Bakterien verantwortlich,

sie ziehen mehr Kalorien aus der Nahrung. Wir brauchen aber mindestens genauso viele Bacteroidetes-Bakterien, also die schlank machenden, um eine gesunde Balance zu haben.
Dennoch: Die Methode der Stuhltransplantation wird sicher weiter erforscht werden. Und ich bin mir sicher, dass Wissenschaftler und Wissenschaftlerinnen dem Mikrobiom noch ein paar Geheimnisse entlocken werden.

Wie **SENSIBEL** so ein Mikrobiom ist, möchte ich euch am Thema psychische Erkrankungen verdeutlichen. Menschen mit Depressionen – und das ist mittlerweile gut belegt – haben ein anderes Mikrobiom als gesunde Menschen. Es gibt also eindeutig einen Zusammenhang zwischen der Zusammensetzung des Mikrobioms und der Entstehung von Depressionen. Zunächst ist es an der geringeren **BAKTERIENVIELFALT** erkennbar, und wir finden bei depressiv Erkrankten viele entzündungsfördernde Bakterien. Zum anderen produziert das Mikrobiom von Betroffenen nachweislich weniger Tryptophan. Diese Aminosäure bildet eine Art Vorstufe zum **GLÜCKSHORMON** Serotonin. Es hat also einen enormen Einfluss auf unsere Stimmung und unser Wohlbefinden, wenn hier ein Mangel oder **UNGLEICHGEWICHT** in der Darmflora herrscht. Außerdem fehlen bestimmte Bifidobakterien, die wiederum Tryptophan bilden können. Man kann nicht sagen, dass ein »krankes« Mikrobiom »schuld« an der Depression ist, aber es könnte eine Teilursache sein. Zumindest sollten Menschen mit psychischen Problemen (wie Depressionen, Ängsten oder mangelnder Stressresistenz), die gleichzeitig **DARMPROBLEME** haben (entzündliche Darmerkrankungen oder dauerhafte Darminfekte), hier einen Zusammenhang in Betracht ziehen und das mit dem Arzt oder der Ärztin des Vertrauens besprechen. Die GUTE Nachricht: All diese Bakterien kann man zuführen! Denn wie gesagt, ein entsprechender Ernährungsplan kann das Mikrobiom beeinflussen und so die Therapie von Erkrankungen tatsächlich unterstützen.

**Eine Darmreinigung reinigt nicht den Darm!**
**Stattdessen schlage ich ein Wellnesswochenende mit Freundinnen vor. Oder plant mit ein paar Freunden einen schönen Gourmettrip. Das macht eindeutig mehr Spaß, und euer Darm wird sich bei euch bedanken.**

18

# BEI NASENBLUTEN: KOPF IN DEN NACKEN!

Warum ist Blut eigentlich rot?
Weil die roten Blutkörperchen fast ausschließlich aus eisenhaltigem Hämoglobin bestehen und dadurch unser Blut seine typische rote Farbe erhält.
Und wusstet ihr, dass Blut tatsächlich dicker als Wasser ist? (Physikalisch gesehen! Beim Thema Familie kommt uns das manchmal anders vor ...) Das liegt an den Zellen (Blutkörperchen), die im Blut vorhanden sind, im Wasser aber nicht. Schönes Thema für die nächste Familienfeier!

Nee! Bitte nicht! Machen aber immer noch viele. Und das ist wirklich absoluter Unsinn! Wer bitte möchte denn, dass das Blut in die Atemwege läuft oder in den Rachen und dann schön weiter durch die Speiseröhre in den Magen? Stattdessen solltet ihr lieber den Kopf nach vorne beugen, um das Blut **ABFLIESSEN** zu lassen. Am besten, ihr legt (wenn zur Hand) einen kalten Lappen oder ein Kühlpack aus dem Eisfach in den Nacken oder auf die Nasenwurzel, damit sich die Blutgefäße in der Nase zusammenziehen, was sie bei plötzlicher Kälteeinwirkung ja **REFLEXARTIG** ganz von alleine machen. Das wird in den meisten Fällen die Blutung schon mal reduzieren. Ihr könnt auch mit Daumen und Zeigefinger die Nasenflügel circa zehn Minuten fest zusammendrücken, das wirkt wie eine **KOMPRESSION**. Dann loslassen, wenn die Blutung nicht gestillt ist, noch mal zehn Minuten drücken. Das Fachwort für Nasenbluten ist **EPISTAXIS**, hört sich wahnsinnig kompliziert an, kann man aber ungefähr mit »Oben tropft's oder blutet's« übersetzen.

**Hier blutet's!**

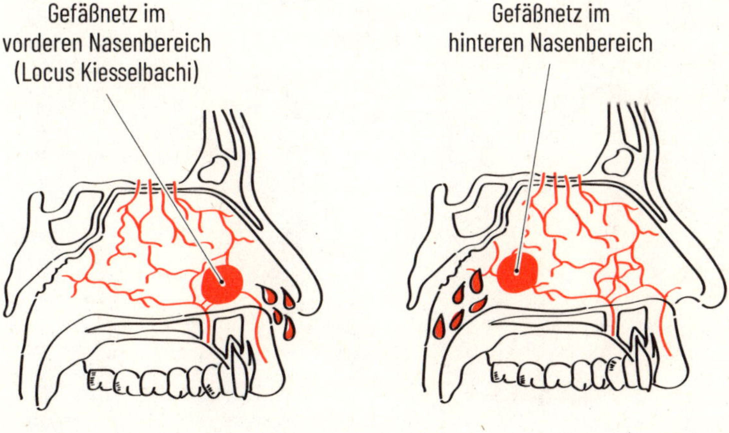

**Ursachen für Nasenbluten:**

- Bluthochdruck
- Verletzung, Schlag oder Sturz
- Trockene Nasenschleimhaut (durch trockene Luft)
- Nach Nasenoperationen (ästhetisch oder medizinisch)
- Gereizte Schleimhäute durch Infektionen, Allergien
- Medikamenteneinnahme (z. B. Blutverdünner, ASS)
- Exzessives Nasenbohren (kein Scherz!)

Wenn die Blutung außergewöhnlich stark oder nach zwanzig Minuten nicht gestillt ist, lass dich von einem Arzt oder einer Ärztin untersuchen! Das Gleiche gilt, wenn du außergewöhnlich häufig unter Epistaxis leidest.

**Man soll bei Nasenbluten den Kopf NACH VORNE beugen!**

Wusstet ihr das?
Der *Locus Kiesselbachi* ist ein Gebiet im vorderen Teil der Nasenscheidewand, das besonders gut durchblutet ist. Hier tummeln sich nämlich gleich mehrere Blutgefäße. Und deshalb entstehen hier auch mit circa 90 Prozent die meisten (Nasen-)Blutungen. Die sind in der Regel harmlos, wenn die Blutung aber im hinteren Teil der Nase entsteht, kann eine ernsthaftere Ursache dahinterstecken.Der Name geht auf den deutschen Hals-Nasen-Ohren-Arzt Wilhelm Kiesselbach (1839–1902) zurück.

# GIBT ES DAS BAUCHGEFÜHL?

Als Ärztin liebe ich ja Laborberichte. Blutwerte zum Beispiel – da hat man alles schwarz auf weiß, echte Beweise: Erhöhte Leukozytenwerte im Blut können auf eine Entzündung oder Infektionskrankheit hinweisen. Man kann kleinste Konzentrationen von Eiweißen wie zum Beispiel Aspartat-Aminotransferase (ASAT) erkennen. Sind diese **WERTE** erhöht, weist das auf eine Schädigung der Leberzellen hin. Kreatinin-Werte im Blut geben Aufschluss über Nierenerkrankungen. Und so weiter und so fort … Ich mag auch Röntgenaufnahmen. Ach, einfach sämtliche bildgebenden Verfahren wie MRT oder CT, Endoskopie, Koloskopie, Ultraschall … Da kannst du alles **SEHEN:** den Knochenbruch, die verstopfte Arterie, den Tumor. Aber ein Bauchgefühl kann ich da leider nicht sehen. Daher ist die Frage, ob der Mensch ein Bauchgefühl hat, echt nicht so leicht zu beantworten. Auf jeden Fall nicht mit Hilfe eines Röntgenbilds, **BEWEISEN** kann man es nicht. Und trotzdem gibt es dieses Gefühl. Das weiß ich! Ja, ich weiß sogar, dass wir es zum Leben brauchen. Wäre blöd, wenn wir es nicht hätten! Trotzdem ist das Bauchgefühl für einige immer noch kein belastbarer **RATGEBER**, manche misstrauen ihm sogar, oder sie nehmen es einfach nicht ernst. Eben weil es ja gar nicht bewiesen ist, dass wir es haben. Wie Leber, Niere, Milz. Die sind da, man kann sie auch sehen, wenn man will. Die arbeiten fleißig und in der Regel verlässlich, und wenn Organe mal krank sind, gibt's Medikamente oder Operationen. Aber das **BAUCHGEFÜHL?** Arbeitet das immer zuverlässig? Und wenn ja, wie überhaupt? Wie schön wäre es, wenn man diagnostizieren könnte: »Oh, Herr Müller, da stimmt aber was mit Ihrem Bauchgefühl nicht! Da verschreibe ich Ihnen mal was!«

Also, versuchen wir doch mal, Licht ins Dunkel zu bringen und so dem Bauchgefühl auf die Spur zu kommen. Das freie Wörterbuch Wiktionary beschreibt es so: »Eine auf INTUITION und nicht auf rationaler Überlegung beruhende Einschätzung von etwas.« Und Intuition ist eher so was wie eine Eingebung, eben ein Gefühl, die Stimme aus dem Unterbewusstsein und eine Erkenntnis, die nicht auf Reflexion beruht. Es ist das Gegenteil von Verstand. Kurzer Zwischenstand der Netzrecherche: Das Bauchgefühl ist also innere Stimme, Intuition, UNTERBEWUSSTSEIN. Bedeutet leider immer noch: vage, unbestimmt, nicht greifbar. Das ist alles sehr schwer zu beweisen, deshalb versuche ich es mal medizinisch-wissenschaftlich mit dem Begriff des Bauchhirns.

Das BAUCHHIRN gibt es nämlich wirklich. Fachbegriff: enterisches Nervensystem (ENS). Dieses Netz von Millionen Nervenzellen umspannt die gesamte Region von der Speiseröhre bis zum Enddarm. Und diese Nervenzellen senden und empfangen Informationen über Nervenbahnen. Hier leitet als Hauptverantwortlicher der Vagusnerv (kennen wir bereits aus dem Kapitel *Stimmt es, dass ich bei einem Herzinfarkt husten soll?*) die Informationen aus deinem Bauch an dein Gehirn weiter. Dieser »Supernerv« verläuft vom Hirnstamm über Hals und Brust bis zum Bauchraum. Und weil der wirklich supertoll ist, beschäftigen wir uns mit ihm ausführlich im Kapitel *Gas und Bremse.* Bauch und Kopf sprechen also tatsächlich miteinander über eine Art FUNKVERBINDUNG die Darm-Hirn-Achse.

In deinem Darm gibt es bis zu zweihundert Millionen Nervenzellen, die mit deinem vegetativen NERVENSYSTEM kommunizieren. Daher ist unser Bauch eine Art zweites Gehirn.

Wenn wir essen, wird irgendwann ein Sättigungsgefühl an das Gehirn im Kopf gemeldet, und wir schieben den Teller beiseite. Wenn sich Giftstoffe in den Verdauungstrakt verirrt haben, blasen beide Gehirne zum **ANGRIFF:** Raus damit! Das kann sich dann durch Erbrechen oder Durchfall äußern. Das alles ist erklärbar und logisch. Aber was ist mit diesem »Aus-dem-Bauch-heraus-Ding«, mit der »inneren Stimme«, die mich vielleicht warnt, obwohl mein Verstand womöglich ganz klar anderer Meinung ist? Dazu müssen wir einen **ABSTECHER** in unser Kopfgehirn machen, dort befindet sich das limbische System. Evolutionär gesehen ist es ein sehr, sehr alter Teil der grauen Zellen. Hier werden Entscheidungen schnell und unbewusst gefällt – vergleichbar mit dem tierischen Instinkt. Die Amygdala (Mandelkern) im limbischen System bewertet sämtliche Wahrnehmungen emotional und löst entsprechende Reaktionen aus. Sie ist immer aktiv und zum Beispiel zuständig für **FLUCHTREFLEXE** – ein extrem wichtiges Alarmsystem. Du willst gerade die Straße überqueren, da hörst du den aufheulenden Automotor, und deine **AMYGDALA** macht dir richtig Feuer unterm Hintern, indem sie deinen Beinen in Sekundenschnelle befiehlt, augenblicklich stehen zu bleiben!

Hier sitzt zudem das Zentrum all unserer Emotionen, das limbische System ist zuständig für Wut, Angst, Lust und Freude. Riechen, Schmecken, Fühlen, Hören, Sehen: Alle durch unsere **SINNESORGANE** eingehenden sensorischen Informationen werden hier verarbeitet. Kurz gesagt: Das Nervennetzwerk rund um das limbische System bildet das sogenannte »Bauchgefühl«. Hier geht es darum, schnelle Entscheidungen zu treffen. Und zwar nicht mit dem Verstand, sondern nach Gefühl.

## Supernev: Der Vagusnerv

**Vagusnerv mit Verbindung zu:**

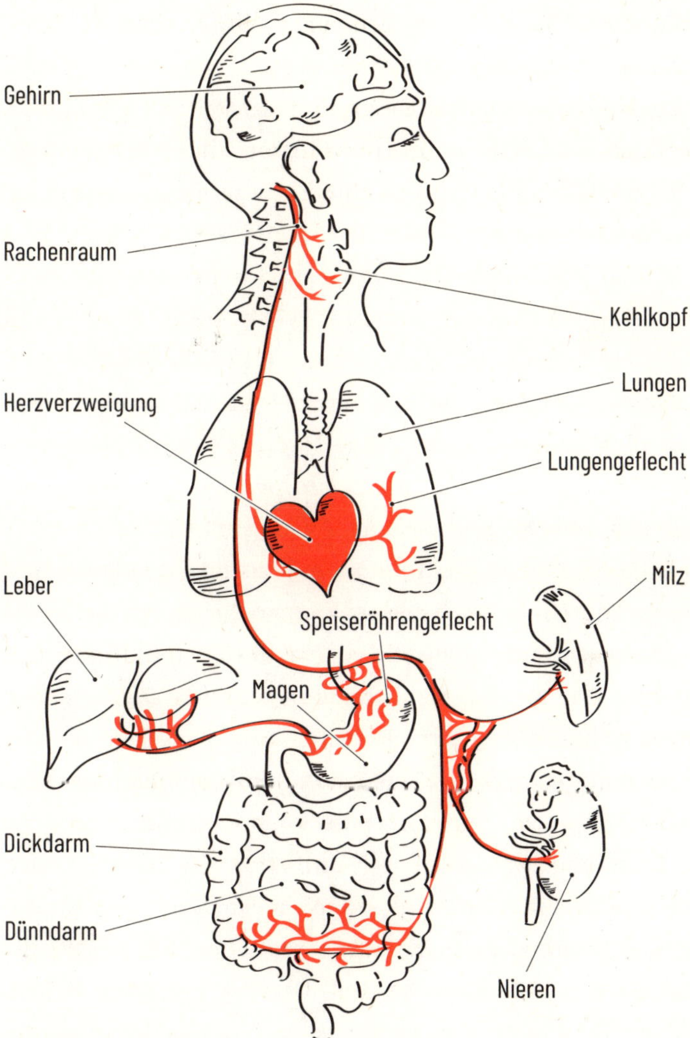

Die Intuition, eine Kombination aus Wissen und Erfahrung, ist ein guter **BERATER**. Wir haben nämlich sämtliche Erlebnisse und Erfahrungen plus die dazugehörigen Gefühle abgespeichert, sie sind wie in einem Netzwerk miteinander verbunden. Unser riesengroßes Privatarchiv wird bei jeder anstehenden Entscheidung aktiviert.

Darauf greift unser Bauchhirn zurück, und wir spüren die damit verbundenen **EMOTIONEN** tatsächlich. Es sind abgespeicherte Gefühle, die sich durch körperliches Empfinden ausdrücken. Da wird einem flau im Magen, man spürt Wut im Bauch oder auch mal weiter oben einen Kloß im Hals. Auch dafür gibt es die unzähligen Nerven im Bauchraum! Und diese Signale sollte man wahr- und **ERNST NEHMEN**. Und jetzt stell dir mal vor, das hätten wir nicht! Wir würden wahrscheinlich keinen Tag im **GROSSSTADTDSCHUNGEL** überleben. Wir wären ständig in Lebensgefahr, würden uns aber auch nicht Hals über Kopf verlieben. Es wäre ein Jammer!

Doch da wir uns nicht immer nur instinktiv, spontan und triebhaft durchs Leben bewegen können, haben wir noch eine vernünftige Kontrollstation: Im Neokortex, dem evolutionär jüngsten Teil unseres Gehirns, läuft alles etwas langsamer, hier wird **BEWUSST** gearbeitet. Hier sind sozusagen der Verstand und die Logik zu Hause. Da will alles reiflich überlegt werden. Wenn du nun eine Entscheidung treffen musst, ist das limbische System schnell und **IMPULSIV**, der Neokortex aber will nachdenken und gründlich abwägen. Verständlicherweise kommt es da häufiger zu inneren **KONFLIKTEN!** Bei einem neuen Date zum Beispiel: Der Typ hat einen blöden Spruch gebracht, und du möchtest am liebsten sofort aufstehen und gehen. In dir läuft nun folgender Dialog ab:

»Was für ein Idiot!«, sagt das Bauchgefühl.

Aber der Neokortex bremst: »Nun mal **LANGSAM**, warte es doch mal ab. Vielleicht ist der ja gar nicht so doof.«

»Doch, ich kenne diese Typen! Hatte ich schon mal. Ist reine Zeitverschwendung.«

»Vielleicht ist es diesmal anders …«

Und dann stehst du abrupt auf, verabschiedest dich freundlich und machst dir einen schönen Abend mit deinen Freundinnen (oder Freunden). Weil du nämlich auf dein Bauchgefühl **VERTRAUEN** kannst! Das sagt dir zum Beispiel auch, wenn du lieber die Straßenseite wechseln solltest oder dich jemand anlügt. Das ist gut so! Und das Tollste: Wenn du verliebt bist und sich das wie Schmetterlinge anfühlt, ist das tatsächlich echtes **BAUCHKRIBBELN**. Dabei werden nämlich im Gehirn Glückshormone (vor allem der Botenstoff Dopamin) freigesetzt, die durch die Blutbahn rauschen und im Magen oder Bauchraum ein Kribbeln auslösen. Ist das nicht schön? Wer will denn jetzt noch behaupten, es gäbe kein Bauchgefühl?!

Trotzdem hat der Verstand in unserer westlichen Gesellschaft eindeutig das bessere Image, analytisch getroffene Entscheidungen werden höher bewertet als die »aus dem Bauch« heraus. Dabei finden die oftmals lebensrettenden Entscheidungen im alten **STEINZEITGEHIRN** statt. Nämlich dann, wenn blitzschnelle Reflexe und Entscheidungen gefragt sind: Wenn der Pitbullterrier im Anmarsch ist, sollte ich das Gartentürchen blitzschnell wieder zumachen. Und zwar von außen.

Dennoch haben wir oft Zweifel, ob wir dem Bauchgehirn die Entscheidung überlassen sollten. Ist das überhaupt **KOMPETENT?** Sollte man nicht viel lieber auf den vernünftigen logischen Teil hören?! Dabei ist das limbische System eindeutig älter und erfahrener. Am besten wäre es natürlich, die beiden arbeiten gut zusammen. Ich weiß ziemlich genau, dass es dieses Bauchgefühl gibt, denn als Notfallmedizinerin muss ich oft **BLITZSCHNELL** Entscheidungen treffen. Millionen von Nervenzellen kommunizieren dann wie wild zwischen Bauch und Kopf hin und her und holen sich die nötigen Informationen aus meinem Archiv. Und dann spüre ich im wahrsten Sinne des Wortes, was **RICHTIG** oder falsch ist. Ich muss mich auf meine Erfahrung und Intuition verlassen können. Das ist nichts weiter als die Fähigkeit, innerhalb kurzer Zeit eine Entscheidung zu treffen, auch ohne in diesem Moment die logischen Argumente dahinter bewusst zu kennen. Auf meine Entscheidung in solchen Situationen vertraue ich. Bauchgefühl ist auch **SELBSTVERTRAUEN**. Das gute Gefühl, sich und seinen Gefühlen zu vertrauen. Auch wenn du skeptisch und vielleicht ängstlich bist, auch du kannst lernen, auf dein Bauchgefühl zu hören. Vertrau dir!

### Gibt es das Bauchgefühl?

**Ja! Man kann es auch (professioneller) enterisches Nervensystem nennen. Und weil unser gesamtes Nervensystem extrem spannend ist, tauchen wir dort jetzt mal tiefer ein.**

# GAS UND BREMSE – DEIN VEGETATIVES NERVENSYSTEM

Herzlich willkommen in deinem vegetativen Nervensystem!

Halbzeit! Kleine Verschnaufpause. Viele Fragen beziehungsweise mehr oder weniger wahre Behauptungen liegen hinter uns – und ich bin mir sicher, euch sind schon so einige Lichter aufgegangen. Im Prinzip ist doch alles ziemlich logisch, Medizin muss nicht kompliziert sein. Was bis jetzt klar ist: Auf viele Abläufe in unserem Körper können wir aktiv und bewusst Einfluss nehmen. Wir können unseren Kreislauf auch ohne Sekt ankurbeln, schmerzende Beulen mit Kühlpacks behandeln und unser Mikrobiom mit nützlichen Bakterien unterstützen. Das tut unserem Organismus gut und unterstützt unter Umständen auch Heilungsprozesse. Und wir wissen auch, warum das so ist. Ursache → Wirkung. Die Gesunderhaltung unserer Organe und Organsysteme hängt aber auch von einer perfekten internen und externen Kommunikation ab. Und die übernehmen Profis, nicht wir. Oder wie teilst du deinen Beinen mit, dass sie jetzt schnell in die Küche gehen sollen, weil du die Milch vom Herd nehmen musst? Du kannst mit deinen Beinen nicht sprechen. (Kannst du schon, aber das wird nicht viel bringen.) Du kannst nur Reize aufnehmen (riechen, dass etwas angebrannt ist, sehen, dass die Milch überkocht), den Rest übernehmen Nervenzellen und Rezeptoren. Alles eine Frage der Informationsübertragung, wie im richtigen Leben.

Unser Nervensystem ist eine superkomplexe Angelegenheit, und deshalb ist es auch so unglaublich faszinierend. Und die meisten Vorgänge laufen unterbewusst ab. Einfach so! Und ja, wenn Medizin verständlich sein soll, dann sollte man auch einen Blick auf sein Nervenkostüm werfen. Das müssen wir sogar, denn es geht ja um logische und plausible

Zusammenhänge. Eine nachvollziehbare Antwort, warum, wieso, weshalb wir plötzlich in Tränen ausbrechen, schwitzen oder Herzklopfen haben.

Dass es das Bauchgefühl (zum Beispiel bei Angst, Unsicherheit oder Aufregung) wirklich gibt, wissen wir jetzt. Es ist also nicht nur ein diffuses Gefühl, sondern ein real existierendes Kommunikationssystem, das über die Bauch-Hirn-Achse, das enterische Nervensystem, läuft. Insbesondere Stresshormone haben hier einen enormen Einfluss. Das spüren wir eindeutig, wenn wir vor Aufregung dringend Pipi müssen oder bei einer bevorstehenden Prüfung unsere Darmnerven verrückt spielen und wir vom Klo nicht mehr herunterkommen. Das ist real, das bildest du dir nicht ein. Ebenso wenig, wenn sich Schmetterlinge in unserem Bauch breitmachen: Das Gefühl ist echt! Das enterische Nervensystem ist nicht das einzige, das uns auf Trab hält. Wir haben gleich mehrere, denn ohne diese Systeme mit ihren Nervenzellen (Neuronen) und den Verknüpfungen zwischen ihnen (Synapsen) läuft nichts. Im Alltag beschäftigen wir uns vielleicht (wenn es sein muss) mit Herz, Leber, Nieren und Konsorten, aber was ist mit unserem Nervensystem? Das wird meistens vernachlässigt, dabei könnten ohne Neuronen sämtliche Organe einpacken (und nicht nur die). Diese Milliarden von Nervenzellen sind hoch spezialisiert, sie nehmen Reize auf, verarbeiten sie und leiten sie weiter. Wie viele es genau sind, da streiten sich die Gelehrten, manche sagen, es seien mehr als achtzig Milliarden, andere gehen von hundert Milliarden aus. Mir ist das ziemlich egal, es sind irre viele, und Hauptsache, sie funktionieren. Gehen wir mal von durchschnittlich neunzig Milliarden aus: Da bekommt der Satz »Geh mir nicht auf die Nerven!«

eine ganz neue Bedeutung. Und wie! Tatsächlich geht uns so einiges auf die Nerven (um nicht zu sagen: fast alles), während wir von den internen Prozessen oft gar nichts mitbekommen. Da bricht einem plötzlich der Schweiß aus, die Knie zittern, wir bekommen eine Gänsehaut, springen wie von der Tarantel gestochen auf, oder uns läuft das Wasser im Munde zusammen. Alles reine Nervensache, im wahrsten Sinne des Wortes.

Nervenzellen haben wir es zu verdanken, dass wir gezielte Handlungen überhaupt ausführen können. Wir hören das Handy klingeln, sehen es vor uns auf dem Tisch liegen und strecken die Hand danach aus. Diese Informationsübertragung geschieht über Nervenzellen in Millisekundenschnelle. Wir haben ihnen aber auch Reaktionen zu verdanken, die wir nicht bewusst steuern. Ein praktisches Beispiel: Wenn in deiner Wohnung plötzlich das Licht ausgeht, erweitern sich deine Pupillen reflexartig und lassen so mehr Licht durch deine Netzhaut, damit du nicht gegen den Schrank rennst. Danke dafür! Diese Mechanismen laufen den ganzen Tag ab, bewusste und unbewusste Reaktionen deines Körpers – alles mit Hilfe des Nervensystems. Du bist ihm in diesem Buch schon an einigen Stellen begegnet (zum Beispiel in Gestalt des Vagusnervs bei *Gibt es das Bauchgefühl?*) und wirst auf den folgenden Seiten noch mehr darüber erfahren. Dann geht es meist um das vegetative Nervensystem und den ganz konkreten Einfluss von Stresshormonen auf Organe unter bestimmten Umständen. Um das ganze System aber mal grundsätzlich zu verstehen, braucht es eine kleine Einführung.

So, habt ihr Bock auf ein bisschen Neurobiologie? Das wird gar nicht trocken, versprochen! Nach dem nächsten Abschnitt seid ihr fit und versteht wieder ein paar Zusammenhänge mehr! Okay, zugegeben, die vielen Begriffe können einen ganz kirre machen, deshalb mal schön übersichtlich:

**Es gibt**

- das zentrale Nervensystem
- das periphere Nervensystem
- das somatische Nervensystem (willkürlich)
- das vegetative, auch autonome Nervensystem genannt (unwillkürlich).

Boh, ganz schön viel Nerverei im System. Ich versuche jetzt mal, das ganze Thema zu entwirren, ohne euch zu verwirren. Die unterschiedlichen Nervensysteme arbeiten natürlich nicht vollkommen unabhängig voneinander, viele Funktionen überschneiden sich, andere Systeme arbeiten an verschiedenen Stellen gezielt zusammen. Aber eine grobe Einteilung ist hilfreich.

Das zentrale Nervensystem (ZNS) besteht aus Gehirn *(Encephalon)* und Rückenmark *(Medulla spinalis)* und steuert unter anderem dein Denken, Fühlen und Erinnern. Außerdem werden hier deine gezielten Bewegungen koordiniert, also ganz klar bewusste Funktionen. (Der Griff zum Handy, wenn es klingelt.) Die entsprechenden Nerven, die Spinalnerven, werden im Rückenmark gebildet und treten aus dem Wirbelkanal heraus, um von dort durch unseren Körper zu wandern. Im ZNS sitzt das Kontroll- und Steuerungszentrum für sämtliche Körperfunktionen. Eben die Zentrale. Alle Informationen aus der Umwelt und dem Inneren deines Körpers werden hier verarbeitet. Das ZNS ist der Oberboss im

Oberstübchen. Aber was ist ein Chef ohne die Mitarbeiter? Genau, verloren. Deshalb braucht das ZNS sozusagen Informanten, die ihm mitteilen, was da unten im Körper und außerhalb (also in unserer Umwelt) los ist.

Das periphere Nervensystem (PNS) umfasst alle Nerven, die nicht Teil des zentralen Nervensystems sind, sondern in der gesamten Umgebung (logisch: Peripherie) angesiedelt sind. Also geht es um jene Nerven, die aus dem Gehirn oder Rückenmark heraus- oder hineinführen. Sie verbinden das ZNS mit Muskeln und Organen, nämlich dem Rest des Körpers, und sorgen für einen reibungslosen Austausch von Informationen. Es ist ein echtes, den gesamten Körper umspannendes Netzwerk. Ohne PNS-Informanten kann das ZNS also gar nicht arbeiten.

**Das periphere Nervensystem wird noch mal in zwei weitere Systeme unterteilt:**

- das somatische Nervensystem (willkürlich)
- das vegetative Nervensystem (unwillkürlich).

Das somatische (griech. *soma* für Körper, Leib) Nervensystem steuert alle bewussten Vorgänge, die wir beeinflussen können, z. B. gezielte Bewegungen von Armen und Beinen (Steuerung der Willkürmuskulatur), also vor allem die Motorik. Über die Sinnesorgane nehmen wir die Umwelt bewusst wahr und führen eine motorische Reaktion willentlich herbei.

Das vegetative Nervensystem arbeitet ganz anders. Eben vegetativ: nicht dem Willen unterliegend. Und damit wollen wir uns gleich ausführlicher beschäftigen.

Vorab ein kurzer Ausflug in die Informationsabteilung. Wie wird da eigentlich gearbeitet? Stichwort Reizweiterleitung: Wenn Reize (z.B. Licht, Geräusche, Berührung, Kälte, Aromen) auf unsere Sinnesorgane (Auge, Ohr, Haut, Nase, Mund) treffen, wandeln die dort ansässigen Sinneszellen die Reize in elektrische Signale um und leiten sie über sogenannte afferente Nervenfasern zum zentralen Nervensystem. Wie eine Stromleitung oder besser Telefonleitung. Ihr erinnert euch, das ZNS ist die Geschäftsstelle. Dort wird die Info verarbeitet und über efferente (kein Tippfehler!) Nervenfasern zu den Muskeln oder Organsystemen weitergeleitet.

**Afferent:** Reizübertragung von den Organen und Muskeln über das PNS zum ZNS (Gehirn und Rückenmark)
**Efferent:** Reizübertragung vom ZNS zu den Organen und Muskeln (sogenannte Effektoren)

Mal ganz praktisch: Du hörst deinen Lieblingssong, die Info wird zum Gehirn transportiert, dort verarbeitet und zu deinen Beinmuskeln weitergeleitet (Muskelkontraktion wird ausgelöst) … und zack fängst du an zu tanzen. Das wäre eine somatische (willkürliche) Reaktion. Anderes Beispiel: Jemand streichelt dir über den Arm, und du bekommst plötzlich eine Gänsehaut. Das wäre eine vegetative (unwillkürliche) Reaktion. Eine Gänsehaut können wir nämlich nicht selbständig willentlich herbeiführen. Tanzen schon. Und jetzt versteht man auch, woher so Sprüche kommen wie: Ich steh total unter Strom! Ich war wie elektrisiert! Dann werden da offenbar eine Menge elektrische Signale durchs Nervensystem geschossen. Bei der Signal- oder Reizübertragung (sowohl afferent als auch efferent) spielen zwei Botenstoffe (Neurotransmitter) eine wesentliche Rolle:

Acetylcholin (ACh) und Noradrenalin (INN) (kennen wir auch als Hormon, das bei Stress freigesetzt wird). Die beiden sorgen dafür, dass die elektrischen Signale von einer Nervenzelle auf die andere übertragen werden, damit die Information am Ende da ankommt, wo sie gebraucht wird: in den Organen, Nerven und Muskeln. Vor allem das Acetylcholin steuert in ZNS und PNS enorm wichtige Körperfunktionen wie zum Beispiel Herzschlag, Atmung und Muskulatur. (Mit den Neurotransmittern beschäftigen wir uns gleich aber noch mal ausführlicher.)

Kommen wir jetzt zum vegetativen beziehungsweise autonomen Nervensystem: Warum autonom? Das autonome Nervensystem (ANS) gehört wie gesagt zum peripheren Nervensystem und steuert die automatischen und unbewussten Prozesse im Körper, Atmung, den Herzschlag, die Verdauung, die Durchblutung. Ohne wärt ihr verloren, das kann ich euch schon mal sagen. Autonom, weil selbständig und unabhängig (im Gegensatz zum somatischen, das man steuern kann). Ja, das ANS macht, was es will, und das ist auch gut so. Stellt euch vor, ihr müsstet den ganzen Tag darauf achten, dass ihr atmet, euer Herz schlägt oder die Durchblutung funktioniert! Und nebenbei noch einkaufen, Fahrrad fahren und Vokabeln abfragen. Den Job könntet ihr alleine gar nicht wuppen. Das ANS regelt also (im Zusammenspiel mit dem Gehirn) alle Abläufe (Vitalfunktionen) im Körper, die du mit deinem bewussten Willen gar nicht steuern kannst. Wäre es so, müsstest du deinen Stoffwechsel alleine in Gang halten oder die Bildung von Speichel, Schweiß und Tränenflüssigkeit. Puh, undenkbar. Du kannst vielleicht beim Hausarzt noch mit Mühe und Not ein paar Tropfen Urin auf Wunsch abgeben. Aber eine spontane Stuhlprobe – schwierig, oder? Wer bis dato gedacht hat, dass in unserem Körper das Herz das Maß aller Dinge ist, wird nun eines Besseren belehrt. Ohne ANS weiß die Pumpe gar nicht, wann sie schnell oder langsam schlagen soll. Sauerstoffbedarf, Kontraktion, Geschwindigkeit – das alles wird geregelt vom vegetativen Nervengott.

Damit das ANS dich also Tag und Nacht am Laufen halten kann, kommuniziert es ununterbrochen mit dem Gehirn und den Organsystemen über jene afferenten und efferenten Nervenbahnen. Die Nervenzellen produzieren auf entsprechende Ansage Acetylcholin und Noradrenalin und geben die Signale weiter. Die Botenstoffe enthalten somit wertvolle Informationen, die dazu führen, dass lebenswichtige und sinnvolle Funktionen ordnungsgemäß durchgeführt werden – sich der Herzschlag steigert oder verlangsamt, der Stoffwechsel angeregt oder gehemmt wird. Wenn dein Herz also schneller schlägt, weil dich dein Schwarm anlächelt, dann ist das einfach so. Darauf hast du keinen Einfluss. Außer darauf zu hören und dir einzugestehen, dass du verliebt bist. Und das sollten wir öfter, nämlich in uns hineinspüren und -hören, auf das, was unterbewusst abläuft. Und ihm folgen. (Hallo, Bauchgefühl!)

**Die Neurotransmitter**

**Noradrenalin** kann an verschiedene Rezeptoren (*alpha* und *beta*) andocken:

**α1-Adrenozeptoren** (glatte Muskulatur, findet man an Blutgefäßen)

**Wirkung:** Blutgefäße verengen sich, Blutdruck wird erhöht.

**β-Adrenozeptoren** (Herz, Nieren, Darm, Gebärmutter, Fettgewebe)
**Wirkung:** z. B. höhere Schlagfrequenz und Kontraktionskraft des Herzens
**Acetylcholin** wirkt über Acetylcholinrezeptoren: Muskelkontraktion (PNS), Blutdruck, Herzfrequenz, Verdauung und Stoffwechsel (ANS)

Jede Sinneswahrnehmung (Sehen, Hören, Fühlen, Riechen, Schmecken) wird registriert und über ZNS, PNS und ANS weitergeleitet. Oh, die Herdplatte ist noch heiß! Die Info sollte zügig nach unten durchgesteckt werden, damit du die Hand wegziehst. Die Kommunikation klappt auch im Inneren. Ist die Blase voll, wird das dem Gehirn gemeldet, und du weißt: ab aufs Klo. Das ANS arbeitet ziemlich schnell, weil es oft keine Zeit gibt, lange zu überlegen. Wenn du im Sommer bei dreißig Grad im Schatten schmorst, werden die Nervenzellen sofort aktiv und sorgen dafür, dass du schwitzt. Wie? Indem das ANS mittels Neurotransmittern die Durchblutung steigert und die Schweißbildung in Gang setzt, damit der Körper sich wieder abkühlt. (Oder kannst du auf Befehl schwitzen? Na ja, mir wäre das Gegenteil lieber: Ich würde es gerne manchmal unterdrücken können. Geht aber auch nicht.)

Acetylcholin wird mit Hilfe von Cholin gebildet. Cholin produziert unser Körper in geringen Mengen selber, ist aber auch z. B. in folgenden Lebensmitteln enthalten: Eier, Rinderleber, Fisch Nüsse, Soja, Bohnen, Blumenkohl.

Das passiert alles von ganz alleine, ohne dass du auch nur den kleinen Finger rühren musst. Du kannst einfach weiter in der Sonne dösen. Genial, oder?

**Auf einen Blick:**
Das **zentrale** Nervensystem (ZNS) erledigt das Denken, Fühlen und Erinnern, es ist die Informations- und Steuerungszentrale in Hirn und Rückenmark.
Das **periphere** Nervensystem (PNS) steuert die Kommunikation zwischen Muskeln und Organen und dem ZNS. Es wird unterteilt in somatisch und vegetativ.

- Das somatische Nervensystem: bewusste Vorgänge, gezielte Bewegungen
- Das vegetative Nervensystem (ANS): automatische und unbewusste Prozesse (Vitalfunktionen, u. a. Atmung, Herzschlag, Verdauung, Stoffwechsel, Durchblutung)

Das **enterische** Nervensystem (ENS): Bauchhirn, reguliert Bewegung des Darms bei der Verdauung

Jetzt gehen wir noch einen Schritt tiefer in die Materie, denn das autonome/vegetative Nervensystem unterteilt sich in drei Bereiche (ja, der menschliche Organismus ist komplex, das hat aber auch einen Sinn):

- das sympathische Nervensystem
- das parasympathische Nervensystem
- das enterische Nervensystem. (Das Bauchgefühl! Lassen wir jetzt mal beiseite, das hatten wir ja schon!)

Sympathikus und Parasympathikus sind extrem wichtige Mitarbeiter in unserem System. Aber kaum einer kennt sie. Die beiden arbeiten 24/7, haben nie Urlaub und werden viel zu selten für ihren Job gelobt. Das wollen wir jetzt mal ändern! Auf den nächsten Seiten könnt ihr euch mal ihren Arbeitsplatz und die Stellenbeschreibung anschauen. Ihr werdet staunen!

## Vegetatives Nervensystem mit Gehirn und Rückenmark, Synapsen

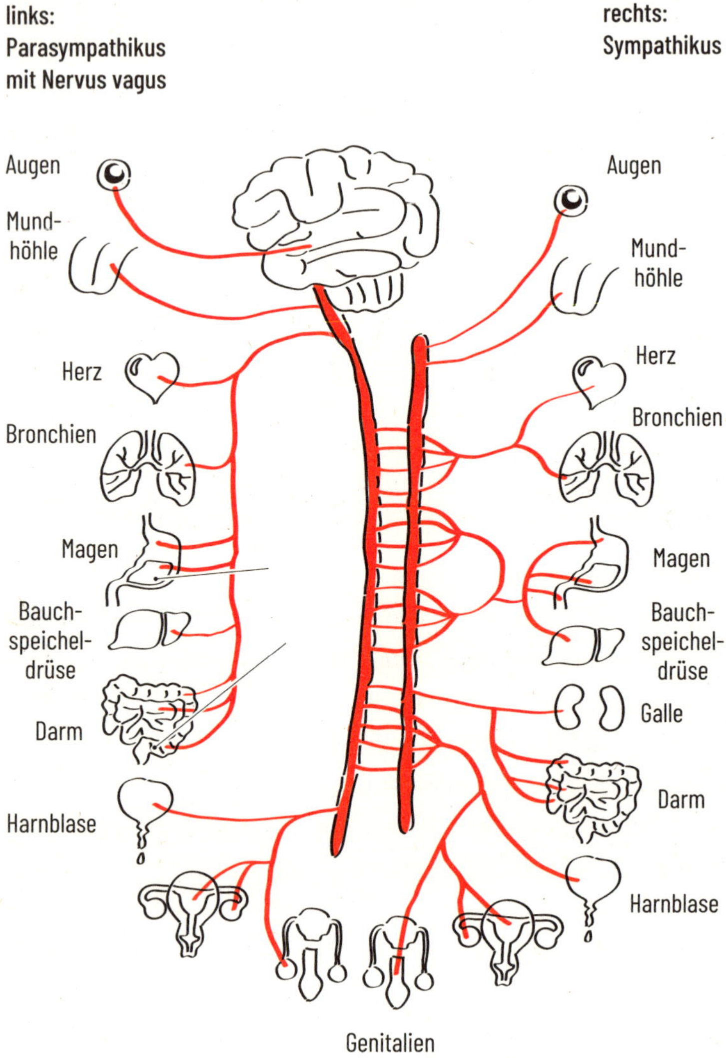

| Parasympathikus | Sympathikus |
|---|---|
| verengt Pupillen | weitet Pupillen |
| erhöht Speichelproduktion | hemmt Speichelproduktion |
| senkt Herzschlagfrequenz | erhöht Herzschlagfrequenz |
| verengt Bronchien | weitet Bronchien |
| regt Magen- und Darmtätigkeit an | hemmt Magen- und Darmtätigkeit |
| stimuliert Bauchspeicheldrüse und Galle | hemmt Bauchspeicheldrüse und Galle |
| stimuliert Harnblase | entspannt Harnblase |
| Erektion der Genitalien | ermöglicht genitalen Orgasmus |
| | Ausschüttung von Adrenalin und Noradrenalin |
| | verbessert Durchblutung |

Sympathikus und Parasympathikus sind die Hauptdarsteller des ANS und gleichzeitig Gegenspieler. Dabei ist der eine nicht etwa sympathisch und der andere ein Bösewicht (könnte man denken bei dem Namen), sondern sie sind (im Normalfall) im harmonischen Einklang. Mal ist der eine dran, mal der andere. So hat es die Natur zumindest vorgesehen. Warum? Weil's gesund ist.

Sympathikus ist der Quirlige, er sorgt für Action und Aktivitätssteigerung. *»Fight or flight!«* Der, den wir damals brauchten, wenn der Säbelzahntiger um die Ecke bog, und der uns bis heute aufschrecken lässt (heute ist das allerdings eher der kleine Pitbull statt ein 400-Kilo-Urzeit-Ungetüm).

Parasympathikus ist der Ruhige, eher die Schlaftablette, der tiefenentspannte Typ. *»Rest and digest!«* Er sorgt für den Verdauungsschlaf nach dem Essen. Der eine gibt Gas, der andere bremst. Und jeder der beiden macht das ganz automatisch und zur richtigen Zeit. Neurotransmitter, die hier agieren: Noradrenalin im Sympathikus ist mit dafür zuständig, dass der Kampf- und der Fluchtmodus ausgelöst werden (Alarmbereitschaft). Wachheit, Aufmerksamkeit und Konzentration werden gesteigert. Und Acetylcholin wirkt hauptsächlich im Parasympathikus und bewirkt durch Erweiterung der Gefäße eine Blutdrucksenkung, Verlangsamung des Herzschlags und Beschleunigung der Magen-Darm-Peristaltik.

**Pfeilgifte und andere Narkosemittel**

Acetylcholin wird im Körper auch wieder abgebaut. Das geschieht im Nervenspalt mit Hilfe des Enzyms Acetylcholinesterase (AChE). Dieser sogenannte synaptische Spalt sitzt (vereinfacht gesagt) zwischen zwei Nervenzellen. Hier finden der Austausch und die Übertragung der Botenstoffe statt. Und daher gibt es auch die Möglichkeit, diesen Acetylcholin-Abbau genau dort zu hemmen. Jetzt fragt ihr euch vielleicht: Warum sollte man das tun? Um zum Beispiel einen Muskel während einer Narkose unerregbar zu machen. Er soll einfach »relaxt« sein, sich also im maximal superentspannten parasympathischen Modus befinden. Deshalb nennt man diese Hemmer auch Muskelrelaxans oder Muskelrelaxanzien.

Nicht nur Ärzte injizieren ihren Schützlingen bei operativen Eingriffen Muskelrelaxanzien. Auch die indigene Bevölkerung Südamerikas bedient sich verschiedener alkaloidhaltiger Substanzen (aus der Brechnuss oder dem Mondsamengewächs) für die Jagd. Diese Substanzen sind quasi die Vorläufer unserer heutigen Muskelrelaxanzien. Jene Pfeilgifte nennt man auch *Curare* (Heilung), sie haben eine muskellähmende Wirkung und führen zum Herzstillstand. Mit Heilung hat das dann allerdings nicht viel zu tun. Die erlegten Tiere werden gelähmt, können nicht mehr weglaufen, auch nicht mehr atmen und so von Jägern dann schnell getötet werden.

Weiter geht's mit dem vegetativen Nervensystem. Nun wollen wir uns mal mit den beiden Mitarbeitern genauer beschäftigen. Schauen wir uns zuerst den »mitfühlenden« Sympathikus an. Stell dir vor, du sitzt entspannt bei einem Latte macchiato im Straßencafé und siehst aus dem Augenwinkel, wie ein Ball auf die Straße kullert – und gleich hinterher flitzt so ein Knirps. Und da kommt auch noch der Bus um die Kurve! All das, was jetzt in deinem Innern (glücklicherweise!) passiert, steuerst du nicht. Wir nennen es Ergotropie, die Reaktionsfähigkeit und Leistungssteigerung deines Organismus. Der sympathische Nervengott zündet alle Alarmsignale gleichzeitig und sorgt dafür, dass du blitzschnell aus deinem Stuhl aufspringst und losrennst. Dafür brauchst du nämlich Energie, im Kopf, in den Muskeln, im Herz-Kreislauf-System. Und die besorgt dir Meister Sympathikus. Er erweitert deine Bronchien, damit du mehr Luft bekommst. So kannst du in Stresssituationen unmittelbar reagieren, weil der Sympathikus bei Bedarf sofort Adrenalin und Noradrenalin ausschüttet. Heißt: mehr Blutzucker freigeben und den Blutdruck erhöhen! Gleichzeitig wird übrigens die Darmtätigkeit gehemmt, denn dafür haben wir dann keine Zeit. Wäre blöd, wenn wir ausgerechnet in solchen Momenten zur Toilette müssten.

(Das wiederum passiert dann allerdings bei Lampenfieber aufgrund der gesteigerten Durchblutung. Warum? Weil wir Zeit haben. Und offenbar keine Gefahr im Verzug ist. Wenn wir nämlich dem Auftritt entgegenfiebern können, dann können wir auch Pipi machen gehen.) Die Zeit hast du aber nicht, wenn du das Kind vor einem Autobus retten willst. Alles passiert also zur richtigen Zeit. Der Sympathikus funktioniert natürlich nicht nur in solchen Ausnahme- oder Notsituationen. Im Alltag bedeutet das, du bist wach, aufmerksam, leistungsfähig und konzentriert. Bei der Arbeit, im Straßenverkehr, beim Fußballspielen mit den Kindern, im Fitnessstudio. Je nach Bedarf dosiert der Sympathikus die nötigen Transmitter und Hormone. So, das macht der ganz prima, sonst würden wir nämlich unseren Hintern morgens gar nicht erst hochbekommen und den ganzen Tag ziemlich apathisch durch die Gegend schleichen. Doch der Sympathikus möchte auch mal Feierabend haben, damit er sich wieder regenerieren kann. Stresshormone wie Adrenalin und Cortisol müssen ja auch wieder abgebaut werden. Wir können nicht immer nur im ergotropen Aktivitätsmodus sein, denn Daueralarm ist für den Organismus extrem ungesund. (Dazu kommen wir später noch ausführlich.) Also wieder runterkommen!

Dafür haben wir den Parasympathikus, den entspannten Typ. Der übernimmt nun den Job. Jetzt heißt es: trophotrop. Alles ist auf Regeneration und den Aufbau von Energiereserven ausgerichtet. Der Parasympathikus ist im Prinzip nicht weniger mitfühlend als sein Kollege, aber er ist eher dämpfend. Der regt sich (oder uns) nicht auf und übernimmt nach dem ganzen Stress oder der körperlichen Betätigung (auch Sport) das Regiment, um uns wieder herunterzupegeln. Die

Kampf- und Flucht-Hormonausschüttung wird zurückgefahren, Stoffwechselvorgänge angeschoben, es darf auch wieder verdaut werden. Herzschlag, Blutdruck und Atmung verlangsamen sich – Entspannung vom Feinsten. Wenn wir nun kuschlig auf dem Sofa liegen oder uns eine Fußmassage gönnen, wird Serotonin ausgeschüttet. Und schwupps fühlen wir uns wohl.

Klare Arbeitsteilung: Der Sympathikus ist auf »Kampf und Flucht« programmiert, der Parasympathikus auf »Ruhe und Verdauen«. Die Abbildung weiter oben illustriert die genauen Auswirkungen von Sympathikus und Parasympathikus auf die verschiedenen Organe.

Das autonome Nervensystem mit seinen beiden Mitarbeitern ist also eng mit dem endokrinen System verbunden. Das produziert und schüttet in unterschiedlichen Situationen diverse Hormone aus, um verschiedene Körperfunktionen zu regulieren. Aktion und Ruhe. Stress und Entspannung. Klar, wenn das ANS nicht im Gleichgewicht ist, also permanent zu viel Stress im System ist oder wir dauernd im superentspannten Modus sind und überhaupt nicht mehr aus dem Quark kommen, stimmt da etwas nicht. Das vegetative Nervensystem ist auf Harmonie und Ausgleich (Homöostase) programmiert. Homöostase bedeutet, dass dein Körper einen Gleichgewichtszustand anstrebt, und das durch selbstregulierende Prozesse. Das ist der Hammer! Dein Körper würde also, wenn du ihn nicht dauernd auf Hochbetrieb laufen lässt (womit auch immer: Stress, Ärger, Extremsport), ganz von alleine einen ausgeglichenen Zustand anstreben, weil der schlau und achtsam ist. Blutdruck rauf, Blutdruck wieder runter. Atmung beschleunigen, Atmung beruhigen. Aktion und Entspannung.

Ist das nicht der Fall, kann das eben zu Bluthochdruck, Verdauungs- und/oder Schlafstörungen führen, weil die Neurotransmitter auch direkt an die verantwortlichen Organrezeptoren andocken. Logisch. »Zu viel« von dem einen oder anderen mag unser Organismus nicht. Der will Harmonie und Ausgleich. Der Schlüssel zu diesem Gleichgewicht heißt: Vagusnerv. Und wie versprochen schauen wir uns den Burschen jetzt mal genauer an.

Der *Nervus vagus* ist der zehnte Hirnnerv (von insgesamt zwölf). Er ist als Hauptnerv der größte Lieferant parasympathischer Fasern und damit ein wesentlicher Teil des parasympathischen Systems. Ihn haben wir ja schon unter anderem beim Bauchgefühl kennengelernt. Der Vagusnerv ist eine Art Schaltstelle, die das Zusammenspiel zwischen Gehirn und den Organen reguliert. Dabei hat dieser Supernerv einen eher beruhigenden und ausgleichenden Einfluss auf verschiedene Körperfunktionen. Er durchzieht ein Riesengebiet in unserem Körper, deshalb Hauptnerv, und das macht ihn zu einem der bedeutendsten Nerven überhaupt. Er ist für die Regulierung der Körperfunktionen in Ruhephasen und während der Verdauung zuständig. Vagus, lateinisch *vagari*, bedeutet umherschweifen. Ein Vagabund, der durch fast unseren gesamten Körper wandert und die Tätigkeit beinahe aller inneren Organe (mit-)reguliert. (Könnt ihr euch noch mal auf Seite 142 anschauen, Abbildung Vagusnerv.)

**Der Vagusnerv hat zwei Hauptäste:**

- den dorsalen Vagusnerv (Funktionen des Verdauungstrakts, z. B. Kontraktion von Magen und Darm, Sekretion von Verdauungsenzymen und Nährstoffaufnahme)

- den ventralen Vagusnerv (Funktionen u. a. des Herzens und der Lungen).

Der Vagusnerv spielt auch eine wichtige Rolle bei der Regulation von Emotionen und Stressreaktionen. Das liegt daran, dass er mit dem limbischen System in Verbindung steht, also jenem Teil des Gehirns, der für die Verarbeitung von Freude, Trauer, Wut, Verliebtheit, Ärger und Angst zuständig ist. (Deshalb wird es ja auch als das »emotionale Gehirn« bezeichnet.) Gönnen wir uns einen schönen Spaziergang in der Mittagspause, ein Wellnesswochenende oder was immer uns Freude macht, bekommt der Vagusnerv das mit. Er reduziert die Ausschüttung von Stresshormonen (das freut auch die Organe) und sorgt für eine Reaktion, die wir auch körperlich spüren: Wir haben ein Lächeln auf dem Gesicht, sind entspannt, glücklich und ausgeglichen.

Also können wir doch Einfluss nehmen. Es ist nicht so, dass wir dem autonomen Nervensystem komplett hilflos ausgeliefert sind. Wir sollten ihm zwar einerseits dankbar sein, dass es gewisse Funktionen ganz alleine übernimmt und sinnvoll regelt, andererseits können wir mit dafür sorgen, dass Sympathikus und Parasympathikus im Gleichgewicht bleiben: indem wir Dauerstress vermeiden, uns Entspannungsphasen gönnen und für einen guten, erholsamen Schlaf sorgen.

Den Vagusnerv kann man außerdem stimulieren, was zu einer Aktivierung des gesamten parasympathischen Systems führt. Und das geht ganz einfach: über die Atmung. Nötig dazu ist hier aber ein bewusstes und tiefes Ein- und Ausatmen bis in den Bauch hinein, der sich dabei ruhig richtig aufplustern darf! Deshalb ist es eben gut zu wissen, dass der Vagusnerv Gehirn und Bauch miteinander verbindet. Du kannst selbst in stressigsten Momenten ein paar Minuten innehalten und tief in den Bauch atmen (geht auch am Schreibtisch, in der Schlange an der Kasse oder beim Autofahren). Diese Botschaft kommt im Innern an, und du wirst garantiert ruhiger werden. Der Vagusnerv – dein Freund und Helfer!

TIPP

**Stimulierung Vagusnerv durch (richtig tiefes!) Bauchatmen:**

Blutdruck und Herzfrequenz sinken.
Die Verdauung wird angeregt.
Die Muskelspannung sinkt.
Und damit sinkt auch die Konzentration von Stresshormonen im Körper.

Eigentlich sind diese verschiedenen Nervensysteme ziemlich einfach zu verstehen, oder? Versucht mal, einen ganzen Tag lang (okay, eine Stunde reicht auch) auf die Aktivität des somatischen und vegetativen Nervensystems zu achten: Es ist faszinierend, und ihr werdet immer besser verstehen, was da für ein Film in euch abläuft. Reiz und Reaktion. Wann steuert ihr, wann steuert das ANS? Wenn du also den ganzen Tag auf Hochtouren läufst, dann hab Mitleid mit dem sympathischen Nervengott. Gönn ihm eine Auszeit! Atme tief durch. Und funke so auf ganz einfache Weise den »Vagabunden« an. Der reagiert – garantiert!

So, Gratulation, ihr habt die ganze Nerverei überstanden! Und, war gar nicht so schlimm, oder? Weiter geht's. Apropos Stresshormone: Wenn Meister Sympathikus also dauernd im

Hyperaktivitätsmodus ist, dann werden tonnenweise Adrenalin, Noradrenalin und Cortisol ausgeschüttet. Und schwupps sind wir schon bei der nächsten Frage …

# 21

# ENTSTEHEN MAGENGESCHWÜRE DURCH STRESS?

Wenn einem dauerhaft »etwas auf den Magen schlägt«, bekommt man irgendwann Magengeschwüre. So lautet zumindest eine weitverbreitete Annahme. Ärger, Stress, Überforderung, **SORGEN** und Kummer – das kann auf Dauer nicht gesund sein. Stimmt! Und es wäre ja auch nicht das erste Mal, dass Stress (beziehungsweise das Stresshormon Cortisol) irgendwie für diverse Krankheiten **MITVERANTWORTLICH** ist oder sie zumindest begünstigt. Aber können dadurch Geschwüre entstehen?

Ein Magengeschwür ist eine offene Wunde oder Verletzung, die sich in der Schleimhaut des Magens bildet – oder im oberen Teil des Dünndarms, dann wäre es ein Dünndarmgeschwür. Logisch. Ätzende **MAGENSÄURE** kann nun die empfindliche Schleimhautschicht durchdringen und die Magenwand angreifen. Das schmerzt, weil die mit zahlreichen Nerven ausgestattet ist. Die Folge: Bauchschmerzen, aber auch Sodbrennen, Übelkeit und Erbrechen.

Die häufigste Ursache für Magengeschwüre ist eine Infektion mit dem Bakterium ***HELICOBACTER PYLORI***, das die Magenschleimhaut infiziert und den Schutzfilm auf der Schleimhaut zerstört: Es mogelt sich also wunderbar am Schleim vorbei und nistet sich schön warm in der Schleimhaut ein. Ein Magengeschwür entsteht also in den meisten Fällen durch eine Entzündung der Magenschleimhaut. In der Fachsprache kurz und knackig *H.-pylori*-Gastritis genannt. (So steht es dann meistens auch in den Befunden.) Gut **MÖGLICH**, dass auch du dieses Bakterium in dir trägst. Fachleute schätzen, dass die Hälfte aller Menschen auf Erden das Bakterium mit sich rumträgt, in Europa circa jeder Dritte. Die Übertragung erfolgt von Mensch zu Mensch, was häufig schon im Kindesalter und dann meist in der Familie passiert. Kann man sich ja leicht ausrechnen, wenn hierzulande fast jeder Dritte mit dem *Helicobacter pylori* infiziert ist, wann es einen **ERWISCHT**. Tatsächlich bekommen die wenigsten eine Gastritis, die meisten haben noch nicht einmal Beschwerden. Also nur weil du das Bakterium in dir trägst, wirst du nicht zwingend krank. Verunreinigtes Wasser und verdorbene Lebensmittel können das Bakterium übrigens ebenfalls übertragen, was aber hierzulande eher **UNWAHRSCHEINLICH** ist. Eine Infektion mit dem *Helicobacter* kann auch eher harmlose, doch durchaus unangenehme Symptome wie Aufstoßen oder Mundgeruch haben.

Es gibt aber auch noch andere Ursachen für ein Magengeschwür: Wenn man zum Beispiel viel und häufig **ASPIRIN** oder Ibuprofen zu sich nimmt. Diese beiden gehören genauso wie das Diclofenac zu den sogenannten NSAR. Heißt (Achtung, der nächste Scrabble-Abend naht!) zu den nicht steroidalen Antirheumatika. Bedeutet: Kortison-freie (steroidfrei!), entzündungshemmende, schmerzlindernde Medikamente. Und die bekämpfen nicht nur durch Unterdrückung eines Botenstoffs den Schmerz (Kopf, Zahn, Gelenk, was auch immer), sondern greifen auch die **SCHLEIMHAUT** des Magens und teilweise des Dünndarms an. Daher sollte man sie nicht wie Smarties nehmen und als völlig harmlose (Brause-)Tabletten einstufen, die man nach Belieben einwerfen kann. Zu **RISIKEN** und Nebenwirkungen fragen Sie bitte … (nicht den Arzt auf der nächsten Party an der Cocktailbar ☺). Und, ich mag es fast schon gar nicht mehr erwähnen, auch Rauchen und übermäßiger Alkoholkonsum können die Ursache für eine Magenschleimhautentzündung sein. Zu viel Gift im Körper ist schädlich. Punkt.

Aber das ist ein anderes Thema, wir wollten ja wissen, ob auch **STRESS** die Ursache für ein Magengeschwür sein kann. Deshalb werfen wir mal einen Blick ins Innere des Magens. Dort wird Magensäure produziert, die wir für die Verdauung brauchen. Sie zersetzt die Nahrung und tötet nebenbei auch noch **BAKTERIEN** ab. *Helicobacter* aber leider nicht, weil diese säurefest sind. Ganz schön gemein! Und das Zeug heißt deshalb Säure, weil es wirklich **ÄTZEND** ist, nicht nur ein bisschen. Also bildet unser Körper, schlau wie er ist, diesen schützenden Schleim um den Magen (Fun Fact: Deshalb heißt Schleimhaut »Schleimhaut«!), damit die Säure im Eifer des Gefechts nicht gleich den ganzen Magen mitzersetzt. Gut also, dass unser Körper uns da schützt, sonst würde unser Magen sich selbst verdauen.

Aber manche Menschen reagieren auf Stress (Cortisol-Ausschüttung) mit einer erhöhten Produktion von Magensäure. Und jetzt kann es **PROBLEMATISCH** werden, weil zu viel Magensäure, die nicht gebraucht wird, weil wir gerade nüchtern sind, also nichts verdauen müssen, auch die Magenschleimhäute angreifen kann. Ist doch auch irgendwie klar, da wird eine Menge an Säure produziert, von der ein großer Teil aber quasi arbeitslos ist, was soll die machen? Also **KNABBERT** sie vor lauter Langeweile die Schleimhäute an … um es mal salopp zu sagen. Wenn ein Geschwür erst mal da ist, kann es unter diesen stressigen Bedingungen auch nur schwer heilen, weil **CORTISOL** auch eine Immunreaktion des Körpers unterdrückt und somit das Immunsystem geschwächt ist. Gut zu merken: hoher Cortisol-Spiegel = schwächere Immunabwehr. Was hilft: weniger Stress. Das sagt sich so leicht, aber man kann auch durch eine entsprechende Ernährung vermeiden, dass übermäßig viel **SÄURE** produziert wird. Das wäre schon mal eine gute Maßnahme! Also weniger fettiges Essen (stattdessen mehr Obst und Gemüse), Kaffeekonsum einschränken, Rauchen und Alkohol sowieso vermeiden.

Die gute Nachricht lautet: Eine *Helicobacter-pylori*-Gastritis, die sich zu einem Geschwür entwickeln kann, ist mit Medikamenten gut zu behandeln. Einerseits zum Beispiel mit Antibiotika, um die Bakterien zu bekämpfen, andererseits hilft dann natürlich auch ein **SINNESWANDEL**, der mit einem veränderten, gesunden Lebensstil einhergeht. (Ich erspare euch die ärztlichen Ermahnungen, ihr wisst das alles selbst.)

Wenn du irgendwann im Laufe deines Lebens das Bakterium »erworben« hast, dann sei froh, wenn es sich ruhig verhält. Reiz deine Schleimhäute nicht übermäßig, die sind verdammt **EMPFINDLICH**. Man kann sich ja geradezu bildlich vorstellen, wie zu viel Magensäure dauernd gegen die Wände schwappt und die allmählich mürbe werden und erodieren. Und dann tut's irgendwann richtig weh. Und wenn's ganz dicke kommt, kann das Geschwür dazu führen, dass die Magen- oder Dünndarmwand »durchbricht«. Und wenn man da ein Loch hat, kann es lebensbedrohlich werden.

So, genug gedroht … Ich möchte nämlich jetzt sehr gerne noch mal was zum Cortisol sagen. Scheint ja ein **TEUFELSZEUG** zu sein?! Das Stresshormon fließt ja nicht nur den ganzen Tag durch unseren Körper, sondern auch in rauen Mengen durch dieses Buch. Bisher aber wurde Cortisol hier meistens in einem negativen Zusammenhang erwähnt. Stimmt ja auch, zu viel davon kann an den unterschiedlichsten Stellen **SCHADEN** anrichten. Aber das Zeug ist ja nicht per se schlecht, ganz im Gegenteil.

**Cortisol**

- ist ein körpereigenes Hormon
- wird in der Nebennierenrinde gebildet
- hat Einfluss auf Blutzucker und Fettstoffwechsel
- wirkt entzündungshemmend
- gehört zu den Glucocorticoiden (Hormone).

Vielleicht sollte man doch besser sagen: Ein tolles Zeug! Das Hormon erhöht unseren Blutzuckerspiegel, das heißt, es liefert dem Körper Glukose, das ist sozusagen der **TREIBSTOFF**, den wir brauchen, um aktiv sein. Logischerweise ist die Cortisol-Konzentration in unserem Körper morgens am höchsten und gegen Mitternacht am niedrigsten. Am Morgen brauchen wir die Energie, um **SCHWUNGVOLL** und aktiv in den Tag zu kommen. Nachts kann die Produktion zurückgefahren werden, da wird gepennt. Aber das Gute am Cortisol ist, dass es in **NULLKOMMANIX** ausgeschüttet wird, wenn wir uns zum Beispiel in einer Prüfungs- oder Wettkampfsituation befinden. Das Cortisol unterstützt in solchen Momenten die anderen beiden Stresshormone Adrenalin und Noradrenalin. Deshalb werden die drei ja auch Kampf-und-Flucht-Hormone genannt. Sie versetzen uns überhaupt erst in die Lage, kämpfen oder flüchten zu können, weil sie uns mit der notwendigen **ENERGIE** versorgen, die uns dann blitzschnell in die Glieder fährt.

Könnt ihr euch vorstellen, wie viel von dem Zeug alleine in einer Notaufnahme zirkuliert? Nicht nur Ärztinnen und Pfleger werden von Cortisol, Adrenalin und Noradrenalin angetrieben, auch die Patienten und Patientinnen bringen jede Menge davon mit. Wenn du in eine Notaufnahme gebracht wirst, bist du das Gegenteil von tiefenentspannt. (Es sei denn, du bist nicht bei Bewusstsein.) Ohne die drei »Stressies« würden wir Notfallmediziner in aller Seelenruhe unseren Kaffee austrinken, bevor wir mal nachgucken, wen uns der Rettungsdienst da gebracht hat. Eine lebensgefährliche Schädelfraktur oder der Anblick schwerer Verletzungen mit massivem Blutverlust würde uns nicht in **ALARMBEREITSCHAFT** versetzen, weil in unserem Inneren der chemische Prozess dafür fehlte. Da wäre einfach tote Hose.

In unserem stinknormalen Alltag (jenseits von Notaufnahme und Krisengebieten) geht es nicht um Höchstleistungen, Kampf oder Flucht. Da sorgen die Hormone einfach dafür, dass wir den Tag **OPTIMAL** bewältigen. Und deshalb wird jeden Morgen vom Cortisol vorsorglich der Blutzuckerspiegel angehoben und der Blutdruck auf Touren gebracht. Im Prinzip will Cortisol uns **LEISTUNGSFÄHIG** machen, aufmerksamer, wacher, fitter, aktiver. Guter, absolut überlebenswichtiger Stoff. Aber auch hier gilt: Die Dosis macht das Gift. Wenn unser Körper unter Cortisol-Dauerbeschuss steht, etwa bei Angsterkrankungen oder wenn wir uns permanent gehetzt und unter Druck fühlen, kehrt sich die Wirkung ins Gegenteil. Es besteht dann auch eine erhöhte Gefahr, an Diabetes zu erkranken, weil der permanent angelieferte **BLUTZUCKER** nicht verbraucht wird. Den benötigst du praktisch ja gar nicht, weil du gerade weder einen Marathon läufst noch vor einem Pitbull flüchtest. Du sitzt einfach nur in deinem Auto, quälst dich durch den Feierabendverkehr, und dein Herz rast, weil du dich tierisch über deine Chefin aufgeregt hast und wahrscheinlich auch noch zu spät zur Kita kommst. Und wenn man sich nun vorstellt, wie viel Blutzucker auf Dauer so ein gestresster Körper jeden Tag, jede Woche, jeden Monat herstellt, dann ist ja klar, dass kein normaler Mensch so viel Sport machen kann, um den abzubauen. Deshalb: Wenn es in unserem Leben mal stressig zugeht, und das kann man einfach nicht verhindern, ist Bewegung das beste **»GEGENGIFT«**. Joggen, walken, fünfmal die Treppen rauf- und runterlaufen oder durch die ganze Bude tanzen, egal – das baut Cortisol ab. Wenn aber Stress zum ständigen Begleiter wird, dann musst du unbedingt etwas daran ändern.

**Mögliche Folgen einer dauerhaft hohen Cortisol-Ausschüttung:**

- Geschwächtes Immunsystem
- Erhöhte Infektanfälligkeit
- Bluthochdruck
- Überfunktion der Nebennierenrinde
- Schlafstörungen
- Stimmungsschwankungen
- Depressionen
- Verlust der Libido (Sexualtrieb)

Das Gleiche gilt natürlich auch für das Stresshormon **ADRENALIN:** Es ist für das Herz-Kreislauf-System total schädlich, wenn Blutdruck und Blutzuckerspiegel dauerhaft vom Adrenalin gepusht werden. Aber wenn du zum Beispiel Sport treibst oder vor einer Prüfung stehst und dein Körper Adrenalin ausschüttet, dann gibt es auf dem Drogenmarkt nichts Besseres. Sämtliche **ENERGIERESERVEN** werden mobilisiert: Adrenalin, Cortisol und Noradrenalin machen uns zu energiegeladenen Kraftpaketen. Wir sollten aber weder zu viel noch zu wenig davon haben!

**Kann richtig weh tun:**
**Das Magengeschwür**

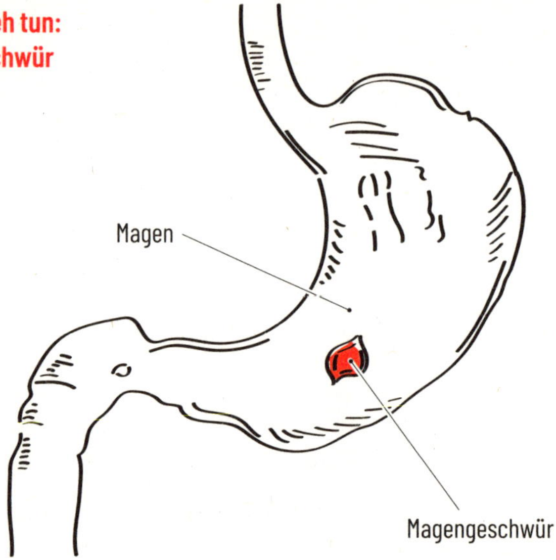


**Sagen wir so: Stress ist nie alleine für ein Magengeschwür verantwortlich, trägt aber ordentlich dazu bei, denn zu viel Cortisol kann eine Entzündung der Magenschleimhaut begünstigen.**

# MIT VOLLEM MAGEN SOLL MAN NICHT SCHWIMMEN GEHEN!

»Man darf nicht mit vollem Bauch ins Wasser« klingt auch wieder nach einer uralten **BINSENWEISHEIT**. »Weiß doch jeder, ist ja klar.« Oder aber: »Ach komm, das ist ein Mythos. Stimmt nicht.« Ja, was denn nun? Im Prinzip kann man sich die Antwort logisch herleiten. Und die ist weder ja noch nein. Hier geht es vielmehr um Erklärungen, um die Frage nach dem Warum.

Stellen wir uns mal folgendes Szenario vor: Sommer, Sonne, Baggersee oder Freibad. Nachdem du die obligatorische **CURRYWURST** mit Pommes oder Pizza Tonno (für mich immer mit doppelt Käse!) verdrückt hast, möchtest du auch schon wieder zur Abkühlung ins Wasser. Und dann sagt bestimmt irgendeine Spaßbremse: »Mit vollem Magen zu schwimmen ist aber gefährlich! Da kann man ertrinken!« Ertrinken ist vielleicht ein bisschen zu **DRAMATISCH**, aber tatsächlich empfehlen Experten, mit dem Schwimmen nach dem Essen zu warten. Da lohnt ein Blick auf die Baderegeln der Deutschen Lebens-Rettungs-Gesellschaft (DLRG): »Gehe niemals mit vollem oder ganz leerem Magen ins Wasser.«

Kümmern wir uns zunächst um den vollen Magen. Was ist denn da los? Richtig, **VERDAUUNG** ist angesagt. Und dafür wird Blut vermehrt im Magen-Darm-Bereich benötigt. Die Nahrung muss zerkleinert, vermischt, zersetzt und aufgespalten werden. Eine gut durchblutete Dünndarmwand zum Beispiel ist da vonnöten, damit die Nährstoffe in den **BLUTKREISLAUF** aufgenommen werden können. Okay, und jetzt hast du dir spontan überlegt, mal eben vom Strandbad ans andere Ufer des Sees zu schwimmen. Vielleicht eine kleine Wette: Wer zuerst drüben ist? Der Verlierer muss 'ne Runde Eis ausgeben. Das ist keine gute Idee, weil du für so eine Schwimmleistung deine Muskeln brauchst, und die benötigen für eine optimale Leistung **SAUERSTOFF**. Das Blut arbeitet aber gerade vermehrt im Magen-Darm-Trakt, für deinen Schwimmspaß hat es keine Zeit und somit nicht die volle Kapazität. Heißt, wenn du nicht nur ein bisschen im seichten Wasser rumplantschst, sondern quer durch den See um die Wette schwimmst, kann es zu Wadenkrämpfen kommen. Deine Beine werden **MÜDE**, und je nachdem, wo du gerade bist, im Meer oder in einem See, kann der Spaß dann schnell vorbei sein. Ein Tauchgang im Mittelmeer nach dem Mittagessen ist also absolut nicht zu empfehlen. Nicht nur deine **MUSKELN** sind übrigens »unterversorgt«, dein Gehirn ist es auch. Das kennt wahrscheinlich jeder nach dem Essen: postprandiales Vigilanzsuppressionssyndrom, auf Deutsch: **FRESSKOMA**, also Müdigkeit nach üppiger Mahlzeit! Dein Gehirn macht schlapp, die Konzentration lässt merklich nach. Dein Körper ist einfach insgesamt nicht so leistungsfähig. Du kannst ihm bei der Verdauungsarbeit aber gerne **HELFEN**, mit einem Spaziergang zum Beispiel. Du darfst auch ruhig und langsam ein paar Bahnen im Pool schwimmen, da passiert nichts. Aber wenn du von deinem Körper, deinen Muskeln mehr verlangst, dann warte mindestens eine halbe Stunde (besser ist eine ganze), bevor du ihn zu **HÖCHSTLEISTUNGEN** antreibst.

**Wusstest du das?**

Der komplette Verdauungsprozess einer Mahlzeit kann 30 bis 50 Stunden, manchmal bis zu 100 Stunden und länger dauern!

- Im Magen bleibt sie circa 3 Stunden
- im Dünndarm ungefähr 8 Stunden

- im Dickdarm bis zu 30 Stunden
- im Mastdarm (Rektum) sogar gerne auch noch mal bis zu 4 Tagen (bis die unverdaulichen Reste ausgeschieden werden).

Schwimmen nach dem Essen ist vor allem auch bei Menschen mit Herz-Kreislauf-Problemen nicht gut. Verdauungsarbeit und sportliche Aktivität ist **DOPPELT** anstrengend, das geht auf den Kreislauf. Übrigens, auch Schwimmen mit leerem Magen ist nicht optimal, denn du brauchst schon ein bisschen Energie. Wenn dein Magen knurrt und du gleichzeitig Höchstleistungen von deinem Körper verlangst, kann das zur **UNTERZUCKERUNG** führen. Dann ist dein Blutzuckerspiegel zu niedrig, du wirst blass, fängst an zu zittern, dir steht der kalte Schweiß auf der Stirn, und das kann sogar zu Konzentrationsstörungen führen. Keine gute Idee, ins (tiefe oder sogar unruhige) Wasser zu gehen! Insgesamt ist es immer am besten, auf seinen Körper zu hören und dann zu entscheiden, ob du dich fit und munter fühlst. Das Bauchgefühl ist in diesem Zusammenhang absolut empfehlenswert! Es versagt aber komplett, wenn du **ALKOHOL** getrunken hast. Dann überschätzt du dich gerne mal. Wenn du also müde und schlapp bist, lass es lieber, dann verschiebe das Schwimmen oder Tauchen und mache lieber ein kleines **VERDAUUNGSNICKERCHEN**. (Aber nicht in der prallen Sonne!)

### Mit vollem Magen soll man also nicht ins Wasser gehen?

**Besser nicht. Vor allem nicht, wenn du körperliche Höchstleistungen bringen musst. Schonender für den Organismus ist es allemal, ihm ein bisschen Verdauungszeit zu gönnen.**

# KAROTTEN SIND GUT FÜR DIE AUGEN!

Das Thema Lebensmittel in der Medizin – herrlich! Spinat soll ja gut für die Leber sein, Artischocken auch. Irgendwo habe ich gelesen, der Brokkoli sei der »König der Gemüsewelt«, der ist angeblich ein **ALLESKÖNNER:** antientzündlich, schützt Herz und Nerven, ist schmerzstillend und angstlindernd. Warum gibt es Brokkoli eigentlich nicht auf Rezept? Bei meinen Recherchen erfahre ich, dass Chicorée den Darm entgiftet, Erbsen beruhigen und Fenchel schleimlösend wirkt. **HAMMER!** Ich könnte stundenlang so weitermachen. Natürlich ist Gemüse gesund, es enthält wenig Fett und viele Vitamine sowie Mineral- und Nährstoffe, die unser Körper braucht. In diesem Zusammenhang habe ich sogar die **TOP TEN** der gesündesten und besten Gemüsesorten gefunden. Und jetzt kommt's: Karotten waren nicht dabei! Trotzdem sind Möhren natürlich gesund.

TIPP

**Eine normal große Möhre (circa 100 Gramm) enthält etwa**

- 8,5 mg Beta-Carotin (β-Carotin)
- 7 g Vitamin C
- 41 mg Kalzium
- 320 mg Kalium
- 17 mg Magnesium.

Aber sind sie auch gut für die Augen? Können sie tatsächlich die Sehkraft verbessern? Müssen eigentlich immer noch Millionen Kinder jeden Tag Karottensaft trinken, weil sie dann besser gucken können? Und ist das der Grund, warum **HASEN** keine Brille tragen? Diese Behauptung hat etwas mit dem Pflanzenstoff Beta-Carotin zu tun, einer Vorstufe vom Vitamin A, der deshalb auch als Provitamin A bezeichnet wird. In unserem Körper wird also das **BETA-CAROTIN** in Vitamin A umgewandelt (auch Retinol genannt). Diesen Nährstoff brauchen wir unter anderem für eine gesunde Haut, gute Zähne und – genau: unsere Sehkraft. Vor allem macht das Vitamin A bei schwachen Lichtverhältnissen seinen Hauptjob. Konkret sieht das so aus: Im Dunkeln sorgt das Vitamin dafür, dass der Teil unserer Netzhaut, der das **LICHT** sammelt, mehr davon aufnehmen kann. Es hilft dem Auge, dass es auch in der Nacht oder in einem dunklen Raum Reize aufnehmen kann und wir etwas sehen können. Das Retinol bringt sozusagen Licht ins Dunkel.

So weit, so klar. Vitamin A ist wichtig, aber indem wir **PFUNDWEISE** Karotten futtern, werden unsere Augen nicht besser. Nur wenn ein echter Mangel vorherrscht, kann sich das unter Umständen auf die Sehfähigkeit auswirken, nämlich durch Nachtblindheit. Aber die Augen brauchen lediglich etwa ein Prozent der Menge an Vitamin A, die wir durchschnittlich am Tag zu uns nehmen sollten. Der Tagesbedarf von Frauen ist mit 0,7 Milligramm gedeckt, der von Männern mit einem Milligramm. Dass es in unseren Breitengraden bei einer normalen Ernährung zu einem Mangel kommt, der sich auf die **SEHSTÄRKE** auswirkt, ist nahezu ausgeschlossen. Das sagen sogar die Experten des Berufsverbandes der Augenärzte Deutschlands (BVA). Wer jetzt also jeden Tag ein Kilo Karotten verspeist, weil er ein wandelndes Nachtsichtgerät werden will, den muss ich **ENTTÄUSCHEN:** Wenn du zu viel Beta-Carotin im Körper hast, dann stellt der die Umwandlung in Vitamin A einfach ein und speichert das Beta-Carotin in der Haut. Dann bekommst du diesen schönen orangen Teint – aber keine **EULENAUGEN**.

TIPP

**Carotinhaltige Lebensmittel:**

Leber, Thunfisch, grünes Gemüse (Spinat, Grünkohl, Salat), Karotten, Paprika, Aprikosen

## Sind Karotten gut für die Augen?

**Ja, weil das Vitamin A mit ein Grund dafür ist, dass du bei Dunkelheit nicht gegen deinen Kleiderschrank rennst. Das geht aber auch ohne Möhren! Schärfer sehen kannst du deswegen aber nicht.**

# WÄRMT ALKOHOL VON INNEN?

Alkohol scheint ein echtes Multitalent zu sein: Ein Schnäpschen kann bei der Verdauung helfen, und Sekt kurbelt morgens den Kreislauf an. Das ist Quatsch – wie wir jetzt wissen. Okay, dann soll doch bitte wenigstens ein Gläschen Wodka (oder Glühwein oder was auch immer) von innen wärmen! So zumindest lautet immer noch die weitverbreitete Meinung. Es ist schon interessant, wie viele Gerüchte und Mythen sich um **HOCHPROZENTIGES** ranken und wie viele Patienten und Patientinnen von mir immer wieder eine beruhigende Antwort haben wollen. Und Bestätigung: »Darf man doch, Frau Doktor?«, »Stimmt doch, oder?« Das Geheimnis um Sekt und Schnaps haben wir bereits gelüftet. Und wie Alkohol auf unsere Körpertemperatur wirkt, das klären wir jetzt.

Zunächst einmal schauen wir, was eigentlich in unserem Körper passiert, wenn es kalt ist. Die **REZEPTOREN** auf unserer Haut funken nach innen: Achtung, arschkalt! Dann ziehen sich die Blutgefäße zusammen, weil der Blutfluss verringert werden soll, um möglichst wenig Wärme zu verlieren: Arme und Beine werden weniger durchblutet, der Körper schaltet um auf das **NÖTIGSTE**, und da muss er vor allem erst mal die lebenswichtigen Bereiche im Körperinneren (Organe) besonders schützen, indem er die **BLUTZIRKULATION** darauf konzentriert. Arme und Beine können da vorübergehend vernachlässigt werden, weil dort keine lebenswichtigen Organe sitzen. Der Organismus versucht also, die Wärme dort zu halten, wo sie gebraucht wird. Und dann fangen die Muskeln an zu zittern, um Wärme zu produzieren. So, jetzt steht ihr bibbernd auf dem Weihnachtsmarkt oder beim Après-Ski rum (vor allem merkt ihr es natürlich zuerst an den Füßen und Händen!) und denkt: »Jetzt ein Glühwein, dann wird mir wieder warm!«

Mal schauen: Der **GLÜHWEIN**, Grog oder Eierpunsch rauscht durch den Körper, und was macht der Alkohol? Genau, der weitet die Gefäße. Das bewirkt – logisch – eine stärkere Durchblutung und kurzfristig ein Gefühl der Wärme. Letzteres liegt natürlich auch daran, dass ihr warme (alkoholische) Getränke gewählt habt. Aber wie wäre es mit einem Aperol Spritz oder einem kühlen Weißbier? Die Wirkung ist dieselbe. Für die **GEFÄSSERWEITERUNG** ist nämlich der Alkohol zuständig. Und nun kommt das Problem: Die kurzfristige Durchblutung und das Gefühl der Wärme führen dazu, dass der Körper sich nun aus dem Kälte-Notmodus langsam verabschiedet, er kann wieder Wärme abgeben (denkt er irrtümlicherweise). Das Blut aus dem Körperinneren darf nun auch wieder vermehrt in Arme und Beine fließen. Die Körpertemperatur selbst ist übrigens durch den Alkohol kein bisschen gestiegen, sondern gesunken! Durch die vom Alkohol erweiterten Blutgefäße kann nämlich mehr Blut an die Körperoberfläche fließen. Und hier spürst du die Wärme, allerdings nur kurz, denn die **VERSCHWINDET** jetzt ziemlich schnell wieder über die Haut. Also nachladen! Und mit jedem weiteren alkoholischen Gläschen passiert Folgendes: Das (wenn auch kurze) Gefühl der Wärme verhindert, dass unser eigentlich schlaues System die Diskrepanz zwischen Innen- und Außentemperatur ausgleicht. Unser **WARNSYSTEM** versagt. Die Kommunikation zwischen den Rezeptoren und Botenstoffen ist gestört, weil sie durch den Alkohol – sorry – **VERARSCHT** werden. Hinzu kommen ja auch das gute Gefühl und die euphorische Stimmung, weil der Alkohol dafür sorgt, dass Glückshormone ausgeschüttet werden. Du bist nun für die Kältegefahr überhaupt nicht mehr sensibilisiert. Und die Folge ist im schlimmsten Fall eine Unterkühlung. Kurz gesagt: Durch Alkohol steigt die Gefahr zu erfrieren. Er senkt deine Körpertemperatur, und du merkst gleichzeitig die Kälte nicht mehr so sehr. Deshalb hören wir im Winter immer wieder traurige Geschichten von Obdachlosen oder Betrunkenen, die ihren Erfrierungen erlegen sind. Sie nehmen durch den Alkoholkonsum den gefährlichen **WÄRMEVERLUST** nicht wahr, spüren nur noch dieses wohlige Gefühl und schlafen einfach im Rausch ein. Warme Getränke wärmen zwar von innen, aber in Verbindung mit Alkohol verpufft dieser Effekt und kehrt sich ins Gegenteil. Wein, Schnaps oder Bier torpedieren die Selbstregulation des Körpers. Heißgetränke haben eine wärmende Wirkung, aber bitte ohne Fusel! Eine heiße Zitrone oder Ingwertee zum Beispiel. Die Schärfe des Ingwers fördert zusätzlich die Durchblutung, und dir wird wirklich warm. Und das nicht nur kurzfristig.

Mittlerweile müsste ja echt klar sein: Alkohol ist ein **BETRÜGER**, er gaukelt dir alles Mögliche vor: Wärme, Verdauung, einen angeregten Kreislauf, vor allem aber eins: Wohlbefinden. Das Zellgift beeinträchtigt die Informationsübertragung der Botenstoffe und vertreibt gleichzeitig Ängste, Scham und schlechte Laune. Und es löscht das Kältegefühl einfach aus. Das kann aber leider **LEBENSGEFÄHRLICH** sein, wenn du irgendwann betrunken im Park liegst und pennst – bei minus drei Grad. Kein Mensch möchte euch den Hüttenzauber mit Rumpunsch im Winter verbieten. Ihr solltet bitte nur nie vergessen, dass Kälte und Alkohol eine fatale Kombination sein können! Passt auf euch und andere auf!

Hast du das gewusst? Pro Flasche Wein sinkt die Körpertemperatur um circa ein Grad.

## Wärmt Alkohol von innen?

**Nein, Alkohol wärmt nicht von innen! Im Gegenteil, er senkt deine Körpertemperatur.**

25

# BEI SCHLUCKAUF WÄCHST DAS HERZ!

Was ist eigentlich Schluckauf? Ganz sicher kein Notfall … normalerweise. Ich weiß nicht, wie oft Menschen mit Schluckauf in die Notaufnahme kommen oder die 112 anrufen, weil dieses verdammte **HICKSEN** nicht aufhört. Das würde mich aber mal interessieren. Und es würde mich auch nicht wundern, wenn das öfter passiert. Bei meiner Recherche war schnell klar, dass es durchaus vorkommt – aber wie oft? Keine Ahnung. Schluckauf **NERVT**. Und wenn er nach ein paar Minuten nicht aufhört, kann man wahnsinnig werden. Meist aber hört er tatsächlich schnell wieder auf. Das werdet ihr sicher bestätigen können.

Okay, schauen wir uns das Hicks-Phänomen mal an. Und ich spreche jetzt wirklich nur von dem harmlosen Schluckauf, nicht dem chronischen, der mit neurologischen Symptomen wie Kopfschmerzen oder Gleichgewichtsstörungen oder Taubheitsgefühlen einhergeht und eben nicht schnell wieder weggeht. Das liegt natürlich daran, dass er ganz andere Ursachen hat als der **ALLERWELTSSCHLUCKAUF**.

Bevor wir uns (natürlich wie immer) hoch professionell mit dem Thema beschäftigen, noch ein paar kuriose Infos zu angeblichen Ursachen. »Jemand denkt an dich (und küsst eine andere)!«, rufen dann einige. Oder: »Du hast etwas Gestohlenes gegessen!« Oder: »Dein **HERZCHEN** wächst!« Alles ganz nett, hat aber mit der wirklichen Ursache natürlich nichts zu tun. Wenn man nichts weiß, muss man sich etwas ausdenken. Wir aber wollen ja die Hintergründe wissen. Deshalb jetzt mal schön medizinisch und der Reihe nach: Wann tritt der Singultus am liebsten auf? (Ja, sogar für Schluckauf gibt es eine offizielle Bezeichnung! Lateinisch für schluchzen.) Jeder hat da sicher seine eigenen Erfahrungen gemacht: Bei manchen ist es hastiges Essen, andere hicksen nach Getränken mit viel Kohlensäure oder vertragen Chili, also scharfe Gewürze, nicht. Auch Rauchen und Alkohol kommen als Ursachen in Frage. Das ist übrigens auch der Grund, weshalb uns meist in **GESELLSCHAFT** der Schluckauf überfällt, eben in netter Runde beim Essen und Trinken. Und in Zukunft könnt ihr dann gleich auch mal den Singultus fachmännisch erklären …

Nämlich so: Schluckauf sind (natürlich unfreiwillige) kleine Krämpfe (Spasmen) des Zwerchfells. (Und ja, es heißt **ZWERCHFELL**, nicht Zwergfell. Auch etwas, das viele falsch machen.) Das Zwerchfell ist nichts anderes als eine Muskelplatte, die den Brustkorb vom Bauchraum trennt. Zieht sich das Zwerchfell (medizinisch: Diaphragma, ja, das Zwerchfell heißt auf Medizinisch genauso wie das Verhütungsmittel) reflexartig zusammen, verschließt sich die Stimmritze zwischen den Stimmbändern, und die Atmung wird kurz blockiert. Wenn du jetzt einatmest, prallt die Atemluft sozusagen gegen die verschlossene **STIMMRITZENTÜR**. Und schon geht's los: Hicks … Denn genau bei diesem »Aufprall« entsteht das typische Geräusch. Normalerweise zieht sich das Zwerchfell beim Atmen nach unten zusammen, was das Volumen des Brustkorbs vergrößert. So entsteht ein **UNTERDRUCK**, der durch die geöffnete Stimmritze Luft in die Lunge saugt. Sobald das Zwerchfell wieder entspannt ist, kann Luft wieder aus der Lunge strömen. Aber während eines Schluckaufs ist dieser automatische und reibungslose Vorgang eben gestört. Das Zwerchfell gerät aus dem **TAKT**, krampft sich zusammen (deshalb zuckt der Brustkorb), die Stimmritze ist davon so irritiert, dass sie ebenfalls aus ihrem gleichmäßigen Rhythmus gerät, und beim Einatmen steht die Atemluft vor verschlossenen Toren. Man könnte sagen, das ganze Atmungssystem ist ein bisschen von der Rolle.

So, und warum zieht sich das **DIAPHRAGMA** einfach mal reflexartig zusammen? Ohne dass wir darauf irgendeinen Einfluss haben? Kann ja wieder nur mit dem autonomen Nervensystem zu tun haben, denn das ANS ist ja schließlich für die Atmung zuständig, dafür, dass die den ganzen Tag funktioniert. Wo ist also das Problem? Wer ist **SCHULD?** Und jetzt alle: *Ner-vus va-gus, Ner-vus va-gus!* Ja, aber nicht nur. Der Vagusnerv hat seine Finger zwar irgendwie überall mit im Spiel, aber hier heißt der Hauptverantwortliche: ***NERVUS PHRENICUS*** – der Zwerchfellnerv. Der entspringt in der Wirbelsäule auf Höhe des vierten Halswirbels und ist mitunter der Grund, warum wir Ärzte so panische Angst vor Verletzungen des Rückenmarks im Bereich der Halswirbelsäule haben. Liegt die Verletzung und Durchtrennung oberhalb C4 (C für *Cervical*, den Hals betreffend, also Halswirbel 4), ist unser größter Atemmuskel nicht mehr in der Lage, seiner Arbeit nachzugehen. Wir können nicht mehr atmen. Der Phrenicusnerv besitzt motorische Fasern und versorgt damit unser Zwerchfell, heißt, er überträgt Reize auf die Muskelfasern. Und das Diaphragma ist unser wichtigster **ATEMMUSKEL**. Habt ihr das gewusst? Traurig, traurig, das Zwerchfell wird auch immer vernachlässigt. Ohne Zwerchfell: Schluss mit lustig. Wir würden einfach ersticken. Wenn der *Nervus phrenicus* gereizt wird, erschreckt sich (bildlich gesprochen) das Zwerchfell. Und die Rei-

Seit 2003 ist der 16. März in den USA Tag des Schluckaufs *(National Hiccup Day)*. Den Hicks-Rekord hält laut *Guinness Buch* übrigens ein Schweinebauer aus Iowa, er hatte angeblich 68 Jahre lang einen Schluckauf.

zung kann eben zum Beispiel durch kalte Getränke, Alkohol (Betrunkene hicksen ja gerne mal!) oder hastiges Schlucken ausgelöst werden.

TIPP

**Was hilft bei Schluckauf?**

- Luftanhalten (eine Atempause entlastet das Zwerchfell, und der Phrenicusnerv sendet weniger Signale an den Atemmuskel)
- Ablenkung (hilft wirklich!)
- Geduld (ja, sorry, irgendwann beruhigt sich das Zwerchfell von ganz alleine)
- Du kannst aber auch total lustige Sachen machen: Kopfstand, vornübergebeugt ein Glas Wasser trinken, an sieben Männer mit Glatze denken. Hilft alles – vor allem weil du dich damit ablenkst und sich so auch die Atmung wieder beruhigt.

Das hätten wir geklärt. Habt ihr noch Lust auf eine kleine Exkursion in Sachen Zwerchfell und Atmung? Schön!

Das Zwerchfell ist im Prinzip eine Muskel-Sehnen-Platte. Dieser Muskel übernimmt die Hauptaufgabe bei der sogenannten **ZWERCHFELLATMUNG** (im Volksmund auch oft Bauchatmung genannt, ist aber nicht ganz korrekt). Seiner Kontraktionsfähigkeit haben wir zu verdanken, dass wir nicht ersticken. Und dafür sorgt wiederum der *Nervus phrenicus*. Dann sei noch der Kehldeckel erwähnt (oberer Teil des Kehlkopfes, die Epiglottis), der oberhalb der **LUFTRÖHRE** liegt und zwei wichtige Funktionen hat: den Einstrom von Luft zu kontrollieren und die Luftröhre beim Schluckvorgang zu verschließen. Ganz einfach: Einatmen, das Zwerchfell zieht sich zusammen. Ausatmen, es dehnt sich wieder. Das Zwerchfell steuert also die Ausbreitung von Brustkorb und Bauch und schafft so in der **LUNGE** Platz für die Luft. Das alles passiert automatisch, da müssen wir gar nichts machen. Toll! Aber jetzt kommt das Wichtigste: Atmen ist nämlich nicht gleich Atmen. Und hier dürfen wir wieder **AKTIV** mitmachen. (Erinnert ihr euch an die tiefe Bauchatmung, die den Vagusnerv stimuliert und so das parasympathische Beruhigungssystem ansteuert?)

Wir können flach atmen (Brustatmung), die Zwischenrippenmuskeln spannen sich an, und der Brustkorb hebt sich. Das füllt mehrheitlich den oberen Teil der Lunge. Oder wir können tief atmen (Zwerchfellatmung), das Diaphragma wird nach unten gedrückt, und der Bauch dehnt sich. So kann die Lunge sich weiter ausbreiten und mehr Luft bis in ihre unteren Bereiche hineinlassen. Man kann bei Menschen manchmal eine sogenannte »paradoxe Atmung« beobachten, wenn zuerst in den **BRUSTKORB** und dann in den Bauch geatmet wird. Oft ein Zeichen, dass etwas nicht stimmt. Das ist im Prinzip so, als würde man erst den oberen Teil eines Glases mit Wasser füllen und dann den unteren. Besser wäre also eine Atmung, die erst den Bauch und dann den Brustkorb füllt, weil diese Zwerchfellatmung viel **TIEFER** geht. Das Ergebnis: eine entspannte Muskulatur und Senkung der Herzfrequenz. Eine gute, tiefe Atmung kann man lernen, und sie kann helfen, Stress abzubauen.

TIPP

**Regelmäßige Atemübungen (am besten jeden Tag)**

- 4 Sekunden durch die Nase einatmen, 4 Sekunden durch die Nase ausatmen
- Erst tief in den Bauch, dann in den Brustkorb
- Stärkt die Zwerchfellmuskulatur
- Beruhigt und entspannt

---

**Schluckauf ist nichts weiter als ein Muskelreflex des Zwerchfells, der vom Phrenicusnerv ausgelöst wird, mit anschließendem Stimmritzenverschluss. Das Herzchen wächst nicht, und wenn jemand eine andere küsst und an dich denkt, hat das sicher nichts mit Schluckauf zu tun.**

---

# HELFEN COLA UND SALZSTANGEN BEI MAGEN-DARM?

Die Frage ist sooo alt. Und auch ich erinnere mich, wie ich als Kind, Salzstangen knabbernd und Cola trinkend (und das in einem Lehrerhaushalt ☺!), **BREIT GRINSEND** im Bett saß und mich fast schon gefreut habe, dass ich stolz behaupten konnte, ich hätte »Magen-Darm«. Das Irre daran ist ja, dass diese Kombi als Hausmittel bei Durchfall schon seit zig Jahrzehnten der **RENNER** ist. Muss ja was dran sein, oder? Wirft man diese Frage mal auf Partys oder Familienfeiern in den Raum, gibt es zwei Gruppen: Die eine Fraktion antwortet im Brustton der Überzeugung: Ja klar, das hilft! Die anderen sagen: Natürlich nicht, das weiß doch mittlerweile jeder! Aber warum das helfen soll (oder eben nicht), kann meistens keiner erklären. Und genau darum geht es mir. Ich möchte auch in diesem Fall, dass ihr die Frage nach den Gründen beantworten könnt. Denn wer das kann, der versteht Zusammenhänge, der kapiert, wie unser Körper funktioniert, und lässt sich keinen **BLÖDSINN** erzählen.

So, legen wir los: Salzgebäck und braune Limo. Gut gegen Magen-Darm? Die einen sagen so, die anderen so … Vorneweg mal eines: Gegen Magen-Darm in der absoluten Akutphase hilft es sowieso schon mal gar nicht! Erinnert euch an euer »letztes Mal«: Wenn es so richtig losgeht, habt ihr weder **LUST** auf noch Zeit für jegliche Form von Essen oder Trinken. Weder Salzstangen noch Cola, auch keine Gummibärchen, Schokolade oder Salzkartoffeln. Bei einem richtigen Magen-Darm-Virus ist man **FROH**, wenn man es rechtzeitig zur Toilette beziehungsweise über den Eimer schafft. Da ist der Gedanke an zuckerhaltige Limo so ziemlich das Letzte …

Übelkeit, Bauchschmerzen, Durchfall, Erbrechen: Dafür gibt es zunächst verschiedene Ursachen. Ihr habt euch den

Magen **VERDORBEN**, schlechtes Sushi oder ein Salmonellen-Hühnchen gegessen. Vielleicht habt ihr auch ein Medikament nicht vertragen. Oder schuld ist eine Virusinfektion: die berühmt-berüchtigte Magen-Darm-Grippe, im Fachjargon Gastroenteritis genannt. Kurzum: Da ist etwas in euren Körper geraten, was da nicht hingehört und schnellstmöglich wieder raus soll. Und deshalb wehrt sich der Körper. Bauchkrämpfe, Blähungen und Durchfall sind Reaktionen, die dazu dienen, den Magen-Darm-Trakt zu reinigen. Dann wird vermehrt Flüssigkeit aus dem Körper in den Darm geleitet, um die störenden **EINDRINGLINGE** (Gifte, Bakterien, Viren) so schnell wie möglich aus dem Körper zu spülen. Klingt vernünftig, ist aber im wahrsten Sinne des Wortes scheiße: Durchfall! Es kann natürlich auch den anderen Weg obenrum nehmen: Erbrechen. Egal, Hauptsache raus. Oben oder unten oder beides gleichzeitig.

So, und dabei sollen nun Cola und Salzstangen hilfreich sein? Klar ist ja, dass wir hier nicht mehr über die »heiße Phase« reden, sondern schon einen Schritt weiter sind. Also über den Zustand nach dem **ENTLEEREN**, wenn man sich wieder etwas besser fühlt und überhaupt in der Lage ist, sich eine Salzstange zwischen die Zähne zu schieben. (Erste wichtige Erkenntnis: Du fühlst dich vor allem besser, weil der Mist raus ist. Hierbei hat weder Cola noch Salzgebäck eine Rolle gespielt.) Generationen von kranken Kindern bekamen und bekommen immer noch die sonst so streng verbotene Cola und eine **PARTY-PACKUNG** Salzgebäck frei Haus ans Bettchen geliefert. Was den lieben Kleinen garantiert besser gefällt als Fencheltee und Zwieback. An dieser Stelle herrscht schon mal Frieden, da mosert keiner rum, da wird brav getrunken und geknabbert. So ging es mir auch. (Zweite wichtige Erkenntnis: Der Party-Snack ist irgendwie **COOL** und macht bessere Laune.) Aber hat er auch eine »heilende« Wirkung?

Wir Mediziner sprechen dann von Durchfall (medizinisch: **DIARRHÖ**), wenn der Stuhl breiig oder dünnflüssig ist und ihr mehr als dreimal am Tag mit diesem Ergebnis zum Klo rennt. Dann ist da eindeutig etwas nicht in Ordnung. Die Signale sind ja nicht zu übersehen. Und erst mal ist das nicht dramatisch, dass der Körper sich wehrt. Gut so. Aber nun, nachdem alles raus ist, müssen wir mithelfen. Denn, logisch, wer Durchfall hat, verliert Wasser und Mineralstoffe **(ELEKTROLYTE)**. Wir brauchen aber beides für unseren Stoffwechsel. Und darum muss dieses Defizit ausgeglichen werden. Und da wäre es gut, wenn es nicht irgendeine Flüssigkeit ist, wichtig sind Elektrolyte, insbesondere Kalium und Natriumchlorid. Und schon höre ich die Cola-Salzstangen-Fraktion rufen: Siehste! Sag ich ja! Ja, das ist aber nur die halbe Wahrheit. Die salzigen Sticks enthalten zwar Natriumchlorid, also Kochsalz, aber kaum **KALIUM**. Der tägliche Kaliumbedarf eines Erwachsenen liegt bei ungefähr 4000 Milligramm. (Kinder bis vier Jahre: circa 1100 Milligramm.) Einhundert Gramm Salzstangen liefern dir 124 Milligramm Kalium. In einer normalen Packung sind 250 Gramm. Da musst du schon verdammt viele Salzstangen **FUTTERN**. Eine Banane alleine liefert dir schon ungefähr 422 Gramm Kalium. Noch Fragen?

Auch der Elektrolytgehalt von Cola ist extrem gering. Hier überwiegt – wer hätte das gedacht? – Zucker. Und zu viel Zucker mag unsere Darmflora nicht, da kann es zu einem empfindlichen **UNGLEICHGEWICHT** zwischen Bakterien und Pilzen kommen. Was sich wiederum negativ auf die (ohnehin schon gestörte) Verdauung auswirken könnte. Außerdem enthält Cola natürlich jede Menge Koffein, und das regt die Nieren an, noch mehr Harn zu produzieren, und darüber wird dann auch noch mehr Kalium ausgeschieden. Die braune Zuckerbrause ist also, was den bei Durchfall unterversorgten Mineralhaushalt betrifft, echt **KONTRAPRODUKTIV**. Und man kann sich ja vorstellen, dass nicht nur Kinder, sondern auch Erwachsene dann den ganzen Tag die süße Plörre in sich hineinschütten. Nicht gut. Wir müssen bei Magen-Darm-Erkrankungen – beziehungsweise unmittelbar danach – zwei **MASSNAHMEN** ergreifen: viel trinken und den Elektrolythaushalt wieder auffüllen, weil bei starken Durchfallerkrankungen wirklich die Gefahr besteht, dass der Körper zu viel Wasser verliert. Und wir müssen gleichzeitig den flüssigen Darminhalt wieder andicken. Das geht **SUPER** mit Banane und Gemüsebrühe. Äpfel zum Beispiel enthalten viel Pektin (ein löslicher Ballaststoff), das bindet Wasser im Körper und sorgt dafür, dass der Stuhl sich wieder verfestigt.

TIPP

**Bei Magen-Darm-Erkrankungen:**

- Zwieback (leicht verdaulich), geriebener Apfel (Pektin!), zerdrückte Banane (Kaliumhaltig!), Reis
- Kräutertee (Salbei, Fenchel, Kamille, Pfefferminz), Fleisch- oder Gemüsebrühe, stilles Mineralwasser
- Elektrolytlösungen aus der Apotheke

Lasst euch nicht verunsichern. Wenn die kleine Tochter oder der Enkel bei Durchfall den Zwieback oder die Bananenpampe lieber mit einem Schlückchen Cola runterspült, dann bitte schön. Und ein paar Salzstangen schaden ebenfalls überhaupt nicht. Wäre aber besser, wenn man dazu einen Tee oder eine Brühe trinkt. Vielleicht ist das alte Hausmittel deshalb so **ERFOLGREICH**, weil beides sonst nicht auf dem Speiseplan steht, das freut die Kids. Cola ist süß und lecker und Sticks-Knabbern besser als ein geriebener Apfel. Und wir Eltern sind froh, dass wir überhaupt etwas in die kleinen Patienten »reinbekommen«. Das ist eine echte Win-win-Situation. Und in der Regel ist der ganze Scheiß ja nach ein paar Tagen wieder vorbei. Mir liegt am Herzen, dass ihr **BESCHEID** wisst! Ich möchte mehr aufgeklärten, informierten und selbstsicheren Menschen begegnen, die sich zu helfen wissen. Wenn aber die Großeltern, der Nachbar, die Tante euch mal wieder erzählen wollen, dass Cola und Salzstangen helfen, dann klärt sie bitte auf, warum das nicht so ist. Und unbedingt beachten: Gerade bei kleinen Kindern und älteren Menschen darf man langanhaltende Magen-Darm-Erkrankungen (länger als drei Tage) nicht auf die leichte Schulter nehmen. Auch Fieber, Schmerzen, Blut im Stuhl – all das muss ärztlich abgeklärt werden. Der anhaltende Flüssigkeits- und Mineralstoffverlust **(DEHYDRIERUNG)** kann zu Kreislaufschwäche bis hin zu Bewusstseinsstörungen führen.

Kalium brauchen wir nämlich unter anderem zur Aufrechterhaltung eines normalen, gesunden Blutdrucks. Ein massiver **KALIUMMANGEL** ist überhaupt nicht gut. Das kann sich in den Muskeln bemerkbar machen: Schwäche, Krämpfe, Zittern.

Es können Müdigkeit und Konzentrationsstörungen bis hin zu Herzrhythmusstörungen auftreten. Wenn die Magen-Darm-Erkrankung also nach ein paar Tagen nicht besser wird, geht bitte zum Arzt!

**Nein, Cola und Salzstangen helfen nicht bei Durchfall und Erbrechen. Sie schaden aber auch nicht. (Außer dass Cola in Mengen wirklich ungesund ist!) Aber wenn der Magen-Darm-Snack zumindest ein Lächeln aufs Gesicht zaubert, kann man ja auch irgendwie von einer heilenden Wirkung sprechen.**

27

# KIRSCHEN UND WASSER VERTRAGEN SICH NICHT!

Mal wieder eine Behauptung aus Großmutters wunderbarem Weisheiten-Fundus. Tja, sollte man ein Glas Wasser trinken, nachdem man Kirschen gegessen hat? Oder sollte man besser nicht? Vor allem aber: Warum sollte man nicht? Was passiert denn dann? Dann, sagt Oma, bekommst du ganz schlimme **BAUCHSCHMERZEN!** Und ich sage: Nein, bekommst du nicht. Es sei denn, du futterst ein Pfund Kirschen auf einmal. Dann kann es schon sein, dass dein Magen **REBELLIERT**. Dazu komme ich aber gleich noch mal. Irgendwann hat dieser Spruch ja mal das Licht der Welt erblickt. So etwas denkt sich jemand ja nicht einfach aus, ganz ohne Sinn und **VERSTAND**. So wie: Du darfst niemals vor Sonnenaufgang Milch trinken. Oder: Du darfst nach einem Joghurt keinen Apfelsaft trinken. Deshalb muss es eine plausible Erklärung für diese Kirschen-Wasser-Warnung geben.

Gibt es auch: Kirschen sind (wie auch Pflaumen und Aprikosen) Steinobst. Und auf der Schale von Steinobstfrüchten sitzen **HEFEPILZE**. Man sollte Kirschen und Co. idealerweise waschen, bevor man sie isst, aber ganz frei von Hefepilzen bekommt man sie nicht. Das ist aber auch nicht schlimm, weil sich im Magen die Magensäure um Eindringlinge wie Pilze und Keime kümmert. Magensäure ist ja ein äußerst ätzender Teil des Magensafts, und der tötet sie einfach ab. Wenn man nun unmittelbar nach dem Verzehr von Kirschen Wasser trinkt, so die (veraltete) Annahme, verdünnt man die Magensäure, und die ist dann (angeblich) nicht mehr so gut in der Lage, die Pilze und Keime zu **KILLEN**. Das ist aber Quatsch, ein gesunder, intakter Verdauungstrakt hat kein Problem mit ein paar Hefepilzchen. Die kriegt der auch mit verdünntem **MAGENSAFT** klein. Außerdem wohnen im Darm ja auch noch viele nützliche Bakterien, die verhindern, dass unerwünschte Keime und Pilze ernsthaften Schaden anrichten.

Der Spruch stammt wahrscheinlich aus uralten Zeiten, als das Trinkwasser selbst noch mit Keimen und Bakterien verunreinigt war. Und Keime im Wasser können natürlich auch Bauchschmerzen und Durchfall verursachen, das hat dann weniger mit den **KIRSCHEN** zu tun. Wenn das Wasser nicht »sauber« ist, ist ein Magen vielleicht tatsächlich »überfordert«, weil zu viele Eindringlinge nicht schnell genug beseitigt werden und die Hefen ungestört den Zucker im Obst zu Alkohol vergären können. Dabei entsteht dann Kohlendioxid. Die Folge: **BLÄHUNGEN**. Aber das kann heute wie gesagt nur noch passieren, wenn man pfundweise Steinobst isst. Dann kommt die Magensäure vielleicht einfach nicht so schnell mit dem Wegätzen hinterher. Unser Trinkwasser ist heute von guter bis sehr guter Qualität (sagt zumindest die Verbraucherzentrale), und da darfst du gerne auch nach Kirschgenuss ein Glas von trinken. Denn Kirschen gibt's ja im **SOMMER**, und bei Hitze brauchen wir Flüssigkeit!

**Wusstet ihr, dass diese lästigen winzigen Fruchtfliegen deshalb in Scharen auf dem Obst sitzen, weil sie diese kleinen Hefepilze so mögen? Davon ernähren die sich am liebsten!**

Ich habe aber noch ein paar interessante Infos für euch ausgegraben. Bei meiner Recherche zu diesem Thema ist mir immer wieder der Satz »Dreck reinigt den Magen« über den Weg gelaufen. Von wegen Bakterien, Magensäure und so weiter. Wir durften bei Oma zwar kein Wasser nach Kirschen trinken, aber eine Portion **SAND** zum Nachtisch war okay. »Lass mal das Kind, das macht nix, Dreck reinigt den Magen.« Das ist schwer zu verstehen: Mit Hefepilzen und

Keimen kommt eine mit Wasser verdünnte Magensäure angeblich nicht klar, aber mit einer Handvoll Erde aus dem Volkspark schon? Und wieso reinigt der Dreck meinen Magen, das ist doch die Aufgabe der Magensäure? Seltsamer Spruch. Da ist das mit den Kirschen und dem Wasser eindeutig nachvollziehbarer, weil das Wasser aus dem Hahn ja nun vor zig Jahren wirklich nicht so sauber war.

Klar ist, dass im **SCHMUTZ**, im Sand, in der Erde natürlich Bakterien, Keime, Pilze stecken. Und wenn ich davon eine Handvoll verzehre, wird sofort meine Magensäure aktiv und tötet das ganze Zeug ab. Also: Der Magen reinigt den Dreck. Nicht umgekehrt. Aber: Ein bisschen Dreck kann nicht schaden. Denn unser Organismus sollte sich (in Maßen) mit Krankheitserregern auseinandersetzen, damit unser Abwehrsystem nicht aus der Übung gerät. In einem keimfreien Leben ist das Immunsystem einfach völlig unterfordert, man könnte sagen, es schläft vor lauter Langeweile ein. Etwas Dreck ist also **OKAY**. Er beschäftigt mein Abwehrsystem, reinigt deshalb aber immer noch nicht meinen Magen. Also habe ich weiter recherchiert – und dann endlich: eine Erklärung! Und gleich zwei Quellen: Bei Helpster – Die Ratgeber-Redaktion und auf einem Kinderportal des WDR finde ich einen möglichen Zusammenhang. Und der ist sogar ziemlich logisch. Mit Dreck könnte die sogenannte **HEILERDE** gemeint sein! Sie besteht unter anderem aus Löss, Lehm, Ton oder Moorerde. Schon die alten Griechen und Ägypter haben sich mit dem Zeug eingeschmiert und es auch mit Wasser angerührt eingenommen. Später, Mitte bis Ende des 19. Jahrhunderts, war Sebastian Kneipp ein großer Fan vom »Dreck«. In der Heilerde sind verschiedene Mineralien enthalten (die Zusammensetzung variiert je nach Produkt), die dem Körper angeblich **GIFTSTOFFE** entziehen können und bei Magen-Darm-Erkrankungen helfen sollen. Wissenschaftlich bewiesen ist das nicht, dazu gibt es keine seriösen Studien. Aber wenn die Heilerde der berühmte Dreck ist, der den Magen reinigt, dann wäre das eine Erklärung für den Spruch. Ob die Heilerde das wirklich kann, wissen wir nicht. Es gibt aber positive Erfahrungsberichte. Und wenn es hilft …

---

**Kommen wir noch mal zu den Kirschen vom Anfang zurück: Darf man Wasser trinken, nachdem man Steinobst gegessen hat? Klaro. Deine Magensäure ist auch verdünnt ein echter Pilzkiller!**

---

# BESTEHT LEBENSGEFAHR BEIM SPRUNG INS KALTE WASSER?

Die Alltagsmetapher vom »Sprung ins kalte Wasser« kennt wahrscheinlich jeder. Und wie ihr gleich verstehen werdet, kommt diese auch nicht von ungefähr. Man begibt sich vollkommen **UNVORBEREITET** und ohne lange darüber nachzudenken in eine neue, unbekannte Situation. Und dann mal sehen, was passiert … Das kann total in die Hose gehen – oder auch nicht. In etwa so muss man sich den realen Sprung ins kalte Wasser tatsächlich vorstellen. Darauf ist unser Körper nämlich auch nicht vorbereitet, es **ERWISCHT** ihn im wahrsten Sinne des Wortes: eiskalt. Eine echte Überraschung. Aber kann es auch als böse Überraschung enden?

Tatsächlich ja! Ob ein solcher Sprung gefährlich ist, hängt allerdings von verschiedenen Faktoren ab. Schauen wir mal, wie unser Körper auf diese plötzliche Kälteeinwirkung **REAGIERT**. Im Normalfall passiert das ja im Sommer, es ist warm, vielleicht sogar heiß. Und da verlangt der Körper nach Abkühlung und Flüssigkeit. Nachdem du also eine Zeitlang wie eine Ölsardine bei dreißig Grad entspannt in der Sonne geschmort hast, rinnt dir der Schweiß von der Stirn, und jetzt springst du mit **KARACHO** in den erfrischend kühlen Baggersee. Hoppla, da geht im Innern unseres Körpers aber die Post ab! Von bräsiger Entspannung kann da keine Rede mehr sein. Der plötzliche enorme Temperaturunterschied auf unserer Haut löst einen Kältereiz aus, und das ist im Prinzip nichts anderes als ein **SCHMERZREIZ**. Nun schrillen bei Sympathikus (autonomes Nervensystem!) die Alarmglocken – und zwar alle gleichzeitig. Der macht jetzt das, was er am besten kann, und stellt mit Hilfe der Stresshormone Adrenalin und Cortisol um auf **NOTFALLMODUS**. Innerhalb weniger Sekunden ist der ganze Organismus in Alarmbereitschaft: Die Blutgefäße ziehen sich zusammen, der Pulsschlag steigt, das Herz pumpt schlagartig schneller und kräftiger und so mehr Blut in die lebensnotwendigen Organe in der Körpermitte. Ein Überlebensreflex. Und den haben wir einfach mal eben so ausgelöst. Nun kann man sich an dieser Stelle natürlich fragen: Muss das sein? Was hat mir mein Körper eigentlich getan, dass ich den an diesem wunderschönen, sonnigen Sommertag so stressen muss? Gut, manche mögen's kalt. Aber kann das nicht sogar **GEFÄHRLICH** sein? Ja, kann es. Unter gewissen Umständen. Dazu kommen wir jetzt.

Fakt eins: Für verkalkte oder verengte Blutgefäße ist es natürlich schlecht, wenn Meister Sympathikus derart brutal gereizt und geradezu gezwungen wird, die Gefäße noch enger zu stellen. Das kann im **EXTREMFALL** zum Tod führen. Weil das Blut einfach nicht mehr durch die Gefäße kommt. Fakt zwei: Gerade am Herz ist das problematisch, weil ein schneller schlagendes Herz natürlich mehr leisten muss und mehr Sauerstoff verbraucht. Und bei einem vorerkrankten Herz kann das mitunter echt **ÜBEL** ausgehen … Herzinfarkt und so.

Generell ist der Sprung ins kalte Wasser eine Belastung für den **KREISLAUF**. Und zwar für jeden Kreislauf. Aber moderate bis stärkere Herausforderungen kann der ab, und es ist ja auch gut, wenn wir unseren Kreislauf fordern, ihn regelmäßig auf Trab bringen. Aber je größer der Unterschied zwischen unserer Körpertemperatur und der Wassertemperatur, umso heftiger der **SCHOCK** für den Kreislauf. Und aus Übermut, Leichtsinn und Sommerspaß kann dann tatsächlich ein Fall für den Rettungsdienst werden. Die Deutsche Lebens-Rettungs-Gesellschaft (DLRG) mahnt deshalb schon seit Jahrzehnten: Vor dem Baden den Körper immer **BEHUTSAM** an die Wassertemperatur gewöhnen! Haltet doch bitte einfach mal kurz den dicken Zeh ins Wasser, bevor ihr euch kopfüber da reinstürzt. Ihr erzielt die gleiche erfrischende Wirkung, wenn ihr langsam ins Wasser geht. Okay, sieht vielleicht nicht so cool aus wie der lässige Sprung vom Felsen am Seeufer, ist aber unter Umständen ungefährlicher und **SCHONENDER** für den Kreislauf. Besonders Menschen mit Herz-Kreislauf-Erkrankungen sollten das Thema unbedingt mit ihrem Arzt oder ihrer Ärztin besprechen. Vor allem dann, wenn nachweislich eine Verengung der Herzkranzgefäße vorliegt.

Der Sprung ins kalte Wasser kann übrigens auch zu einem **KREISLAUFKOLLAPS** führen, der eine kurzzeitige Bewusstlosigkeit mit sich bringen kann. Dann stirbt man vielleicht nicht an einem Herzinfarkt, sondern ertrinkt. Die Internetseite der DLRG kann ich euch diesbezüglich sehr ans Herz legen. Die informieren sehr gut über sämtliche Risiken und Gefahren rund ums Thema Schwimmen. Super finde ich auch die Baderegeln für Kinder, es kann nicht schaden, wenn ihr die mit eurem Nachwuchs mal vor den Sommerferien besprecht.

Kommen wir aber noch einmal zurück zur Frage: Kann bei einem Sprung ins kalte Wasser das Herz stehen bleiben? Ja, das haben wir geklärt – wenn es zu einer dramatischen **GEFÄSSVERENGUNG** und somit zu einem Verschluss kommt.

Aber es gibt auch noch Fakt drei: das Phänomen des Kälteschocks. Wir Mediziner sprechen hier von einem »Konflikt des autonomen Nervensystems«, weil zwei gegensätzliche Reflexe aufeinandertreffen. Zum einen taucht man bei einem Sprung ins kalte Wasser (vielleicht vom Boot oder SUP-Board) in der Regel komplett für einige Sekunden unter, was einen **TAUCHREFLEX** auslöst: Dein Herzschlag wird langsamer

(Parasympathikus-Reaktion), und du hältst automatisch den Atem an, was ja genau jetzt sinnvoll ist. Denn grundsätzlich ist der Tauchreflex nämlich klasse, weil es ein Schutzmechanismus ist, der **VERHINDERN** soll, dass wir ertrinken. Durch den automatischen Verschluss der Stimmritze (Stimmritzenreflex) besteht keine Gefahr mehr, dass wir Flüssigkeit einatmen (Aspiration). Also, ein prima Reflex, der Leben retten kann. Tauch- und Stimmritzenreflex behalten wir übrigens ein Leben lang. Jetzt kommt aber die zweite Reaktion beim Sprung ins Wasser, und da spielt wieder die Temperatur eine entscheidende Rolle: Dein Körper reagiert auf die Kälte ja mit einem höheren **PULSSCHLAG** (Sympathikus-Reaktion). Die Folge: totale Konfusion. Ja, was soll ich denn nun machen?, fragt das Herz verzweifelt. Und du? Du machst im schlimmsten Fall gar nichts mehr, weil dein Herz dann einfach aufhört zu schlagen. Das kann man sich so vorstellen, als würde man gleichzeitig auf Gas und Bremse treten. Und das kann eben lebensgefährlich sein – nicht nur beim Autofahren. Deshalb gilt immer und vor allem bei **AFFENHITZE:** Kühlt euch langsam ab, bevor ihr ins kalte Wasser geht.

Solche Fälle passieren leider immer wieder, es gibt Menschen, die so etwas nicht überleben, auch weil Umstehende nicht realisieren, dass es hier sprichwörtlich um Leben und Tod geht. Deshalb ist es so wichtig, dass ihr alle fit in Sachen Erste Hilfe seid! Mein absolutes Herzensthema! Lernt, Leben zu retten! Jeder kann eine Herzdruckmassage durchführen und so bis zum Eintreffen der Rettungskräfte möglicherweise entscheidend dazu beitragen, dass ein Mensch einen Herz-Kreislauf-Stillstand überlebt. Wenn ihr also in so einer Situation seid, heißt es: Prüfen, Rufen, Drücken! Prüfen, ob die Person noch atmet und auf eure Ansprache reagiert. Die 112 anrufen. Dann mindestens hundertmal pro Minute fünf bis sechs Zentimeter tief in der Mitte des Brustkorbs drücken, so lange, bis der Rettungsdienst da ist.

### Kann Leben retten: Die Herzdruckmassage

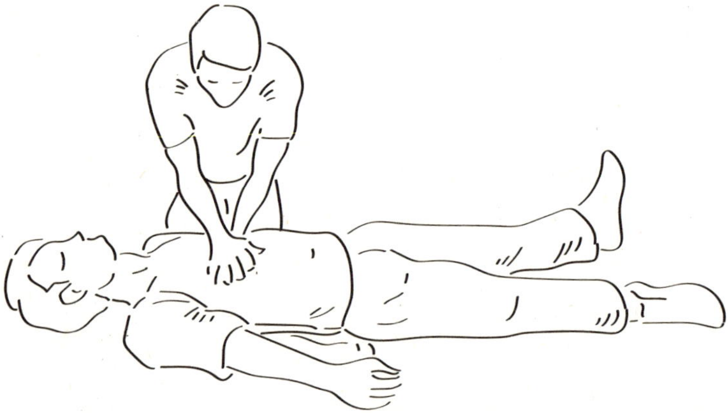

Feste drücken: hundertmal pro Minute, fünf bis sechs Zentimeter tief

Besonders gefährlich ist übrigens die Kombination aus Sonne, eiskaltem Wasser und Alkohol! Dass Hitze und Alkohol sich nicht vertragen, dürfte allen klar sein. Der **ALKOHOL** wirkt in der Sonne schneller und intensiver. In der Folge erweitern sich die Blutgefäße, der Blutdruck sinkt, und das Risiko für einen Kreislaufkollaps erhöht sich. Und wenn dann noch der übermütige **SPRUNG** ins kalte Wasser hinzukommt, ist wirklich Schluss mit lustig. Der Körper reagiert eben normaler- und vernünftigerweise auf Kälte mit einer Verengung der Blutgefäße. Aber der Alkohol grätscht mal wieder dazwischen. Außerdem erhöht ein schneller Wechsel zwischen heiß und kalt die Gefahr eines Kälteschocks. Da muss das

Wasser gar nicht zehn Grad haben, da reichen auch zwanzig. Alkohol, Hitze, kaltes Wasser: Ganz ehrlich, das ist der pure Stress für so ein Herz-Kreislauf-System. Außerdem wirst du natürlich nach ein paar Gläsern Prosecco oder Bier immer mutiger und **HEMMUNGSLOSER**. Aber Alkohol beeinträchtigt deine Koordinationsfähigkeit. Du überschätzt dich und deine Fähigkeiten und unterschätzt mögliche Gefahren. Geht also nicht betrunken schwimmen, das kann auch in vermeintlich harmlosen oder sicheren Gewässern echt gefährlich werden!

So, und nun komme ich noch zu den Hartgesottenen unter euch, den Eisbadern und Winterschwimmern. Mir als Frostbeule könnte das nicht passieren, ich gehe in kein Wasser, das kälter als dreißig Grad ist. Ja, ich kenne das Mantra (es ist nur überhaupt nicht meins): Kältebäder sind gesund! Supergut für den Kreislauf! Und machen **GUTE LAUNE**. Stimmt, aber gut und gesund ist es für alle, die ein gesundes Herz und einen stabilen Kreislauf haben. Alle anderen sollten sich unbedingt kardiologisch untersuchen lassen, bevor sie bei Minusgraden in den See gehen. Ihr werdet vielleicht als **HELDEN** bewundert, habt aber nichts davon, wenn euer Herz stehen bleibt.

TIPP

**Beim Eisbaden und Winterschwimmen bitte beachten:**

- Nur mit einem gesunden Kreislauf ins eiskalte Wasser
- Schritt für Schritt eintauchen, nicht springen!
- Dauer langsam steigern: von ein paar Sekunden bis ein paar Minuten
- Kopf nicht untertauchen
- Am besten eine warme Mütze tragen
- Danach sofort warm anziehen, den Körper aufwärmen

**Ein gesundes Herz-Kreislauf-System bekommt den Sprung ins kalte Wasser geregelt, dafür sind unsere Reflexe ja da. Aber wir sollten das nicht einfach so machen. Schonender und stressfreier für den Organismus ist es, wenn ihr euch langsam an die Temperatur gewöhnt. Danach könnt ihr gerne eine fette Arschbombe machen!**

# KAUGUMMI VERKLEBT DEN MAGEN!

Diese Behauptung stammt wahrscheinlich (wie ja so einiges!) aus dem Reich der Elternphantasie. Da ist der Wunsch der Vater des Gedankens. Weil die **TEENIETOCHTER** schon Kaugummi kauend am Frühstückstisch sitzt, braucht man ein schlagendes Argument. Möglichst eines, was auch noch ein bisschen angsteinflößend und ekelhaft ist, denn das zieht besser: Kaugummis bleiben bis in alle Ewigkeit im Magen kleben, und im Laufe der Jahre sammeln die sich alle an der Magenwand! Liebe Mamas, liebe Papas: Nee, stimmt nicht. Und liebe Kinder: Das heißt jetzt nicht, dass ihr locker zwanzig Bubblegums am Tag **DURCHKAUEN** und runterschlucken sollt. Aber zumindest wisst ihr jetzt, dass es nicht schlimm ist und schon gar nichts verklebt, außer euren Haaren, wenn ihr gedankenverloren eine Strähne in den Mund steckt und dabei lustig weiter Kaugummi kaut. (Sollte man übrigens auch nicht, aber dazu komme ich gleich!)

Kaugummis nehmen (wie alles andere auch) den ganz normalen Weg durch den Magen-Darm-Trakt, die **FLUTSCHEN** da einfach problemlos durch, da klebt nix fest. Das liegt ganz einfach daran, dass unser Verdauungstrakt vom Magen bis zum Dickdarm mit einer schönen Schleimschicht ausgekleidet ist. Ist doch logisch, da würden doch sonst auch andere Sachen »kleben« bleiben, Haferschleim (neudeutsch: Porridge) oder Honig zum Beispiel. Okay, das Argument zieht also nicht, versuchen wir es mit einem anderen: Heruntergeschluckte Kaugummis verursachen im Darm eine Verstopfung. Sorry, nein, auch nicht. Gerade zuckerfreie Kaugummis enthalten oft Süßstoff, und der bewirkt in größeren Mengen das Gegenteil: Er ist abführend. Und dafür musst du ihn noch nicht einmal **RUNTERSCHLUCKEN**, es reicht schon, ihn zu kauen. Kaugummi besteht (neben der elastischen, unverdaulichen Kaumasse) aus Zucker (oder Süßstoff), Zusatz- und Aromastoffen. Und die werden vom Körper ganz normal aufgenommen und verdaut, der Rest, die Kaumasse, wird einfach unverdaut ausgeschieden. Ja, das habe ich vor meinen Recherchen auch nicht gewusst. Die Kaumasse besteht aus Harzen, Kautschuk (also Gummi!) und dem Milchsaft von bestimmten Bäumen (vorwiegend aus Südamerika). Und das **GUMMIZEUG** kriegt sogar unsere ätzende Magensäure nicht klein. Haare (siehe oben) übrigens auch nicht, die sind genauso unverdaulich wie Kaugummi. Einzelne Haare sind unbedenklich, aber knabbert bitte nicht regelmäßig an euren Haaren rum, zu viele davon **VERKLUMPEN**, und das kann im schlimmsten Fall zu einem Darmverschluss führen.

Zurück zum Kaugummi: Falls so ein Ding mal in der Speiseröhre festsitzt, macht das auch nichts, man kann es mit einem Schluck Wasser oder einem Stück Brot einfach weiter in den Magen befördern. **VORSICHT** ist allerdings bei kleinen Kindern geboten! Wenn die sich verschlucken und das Kaugummi in der Luftröhre landet, kann es gefährlich werden. Die Atemwege sind noch vergleichsweise eng, und dann kann so ein **KLUMPEN** zum Ersticken führen. Daher bitte keine Kaugummis für Kleinkinder, das kann wirklich gefährlich enden! Denn Kinder verstehen unter Umständen auch nicht, dass sie das Kaugummi nur kauen sollen. (Wie der Name schon sagt!)

Kaugummikauen ist auf jeden Fall besser als Fingernägelkauen. Bei manchen Menschen baut es **STRESS** ab oder fördert sogar die Konzentration. Und wenn es hilft, die Finger vom Glimmstängel zu lassen, dann bitte! Es gibt gute (zuckerfreie!) Zahnpflegekaugummis (kein Zahnpflegeersatz!), und sie können sogar bei Reiseübelkeit oder Rauchentwöhnung helfen. Und noch ein toller Nebeneffekt von Kaugummis: Sie stimulieren unsere **SPEICHELPRODUKTION**, signalisieren dem Körper »Verdauung geht los« und haben somit den gleichen Effekt wie die Morgenzigarette – nur gesünder. Sie haben also eine abführende Wirkung. Bietet Rauchern doch einfach mal alternativ 'nen Kaugummi an, wenn sie steif und fest behaupten, sie würden die Zigarette zum morgendlichen **KLOGANG** benötigen! Die Wette gewinnt ihr!

---

**Nein, Kaugummis verkleben nicht den Magen.**
**Ich empfehle, sie einfach auszuspucken und wegzuwerfen (nein, nicht unter das Schulpult kleben!), wenn sie ihr leckeres Erdbeer-, Cola- oder Pfefferminzaroma verloren haben.**

---

# WIR SOLLTEN UNSERE ORGANE BEI LAUNE HALTEN!

Wo wir gerade beim Magen waren … Ich hätte Lust, mal einen Blick auf unsere Organe und Organsysteme zu werfen. Keine Sorge, das hier wird kein Anatomiekurs! Obwohl wir (im günstigsten Fall) ein ganzes Leben lang mit ihnen herumlaufen und sie den ganzen Tag brauchen, stelle ich immer wieder fest: Wir beschäftigen uns nur dann mit ihnen, wenn sie Probleme machen. Sonst wissen viele kaum etwas über ihre Innereien. Oder weißt du, was deine Nebenniere macht oder wofür die Gallenblase da ist? (Nach dem Buch bestimmt!) Und was haben Organe eigentlich mit unserer Stimmung zu tun? Und warum hört man im Alltag immer (mehr oder weniger) lustige Sprüche zum Beispiel über die Leber, die angeblich »mit ihren Aufgaben wächst«, oder die Galle, die »einem hochkommt«? Dafür gibt es doch sicher einen Grund?

Zunächst mal eine kleine Organzusammenfassung: Die sind in Systeme eingeordnet, dort arbeiten sie selbständig und/oder mit anderen zusammen.

- **Verdauungssystem:** Mund, Speiseröhre, Magen, Darm, (Nebenorgane: Leber, Bauchspeicheldrüse)
- **Haut (unser größtes Organ!):** Haut, Haare, Drüsen
- **Atmungssystem:** Nase, Kehlkopf, Luftröhre, Lunge
- **Bewegungssystem:** Knochen, Muskeln, Sehnen, Bänder
- **Herz-Kreislauf-System:** Herz, Blutgefäße, Blut
- **Nervensystem:** Gehirn, Sinnesorgane, Rückenmark, Nervenzellen

Die wichtigsten Organe werden meistens aus dem Effeff genannt: Herz, Leber, Lunge, Magen. Der Darm wird oft schon gar nicht mehr als Organ wahrgenommen, die Haut als größtes schon mal gar nicht. Knochen sind Organe? Ja, und was für welche! Und dann gibt es in der Organfamilie noch die Stiefkinder: Milz, Blinddarm mit Appendix, Gallenblase. Braucht kein Mensch!? Das ist natürlich Quatsch. Zumindest bei Blinddarm und Wurmfortsatz könnt ihr das jetzt erklären. In uns befindet sich kein Organ oder Nebenorgan, das wir nicht gebrauchen können, was nicht bedeutet, dass alle lebensnotwendig und unentbehrlich sind, aber sie erfüllen einen Zweck.

Gesteuert werden Organe und Systeme, also nahezu sämtliche lebenswichtigen Körperfunktionen, von deinem Gehirn, fachsprachlich das Cerebrum. Das sitzt oben in der Schaltzentrale, und alles hört auf sein Kommando. Kurze persönliche Zwischenbemerkung: Manche Menschen können darüber echt froh sein, das würden sie alleine nämlich wahrscheinlich nicht auf die Reihe kriegen. Immer zur rechten Zeit die richtige Entscheidung, das korrekte Signal, der notwendige Befehl. Auf die Sekunde. Ununterbrochen. Das Cerebrum hält also die Fäden in der Hand und lässt quasi die Puppen tanzen: Und alle funktionieren (idealerweise!). Und wir verlassen uns irgendwie darauf, das Gehirn wird's schon richten. Aber welche Beziehung haben wir persönlich eigentlich zu unseren Organen? Dazu lohnt sich ein Blick auf den Volksmund!

## Zwischen Leber und Milz passt noch ein Pils!

Prost! Zumindest weist dieser Spruch schon mal darauf hin, dass der Volksmund offenbar weiß, wo der Alkohol ungefähr hingehört. Bier, Wein und Schnaps landen ja immer irgendwie in der Leber, und die macht dann was damit. Willkommen in der wunderbaren Welt des Halbwissens. Unsere inneren Organe müssen ja gerne mal für den ein oder anderen lockeren Spruch herhalten: Ist dir auch schon mal ’ne Laus über die Leber gelaufen? Oder die Galle hochgekommen? Was an die Nieren gegangen? Dann lasst uns mal frei von der Leber weg darüber reden! Es ist doch lustig, dass Leber, Nieren, Galle und Milz offenbar in unserem alltäglichen Sprachgebrauch ganz selbstverständlich benutzt werden, aber tatsächlich wissen viele Menschen nicht, was diese Organe eigentlich den ganzen Tag machen. Vor allem die Milz findet so gar keine Beachtung. Klassische Reaktion: Ist die nicht überflüssig? Die kann reißen, oder? Das ist ehrlich gesagt unfair, und deshalb darf die kleine Milz jetzt mal ins Rampenlicht. Klein? Ja und nein, zumindest ist die Milz (circa zehn Zentimeter lang, sechs breit und vier dick – ähnlich wie ein Bauklötzchen) das größte lymphatische Organ, das wir haben. Also ein drüsenähnliches Organ aus lymphatischem Gewebe, das an den Blutkreislauf angeschlossen ist. So, erste Frage: Wo sitzt die eigentlich? Ja, da geht’s schon los …

Die fleißige Milz

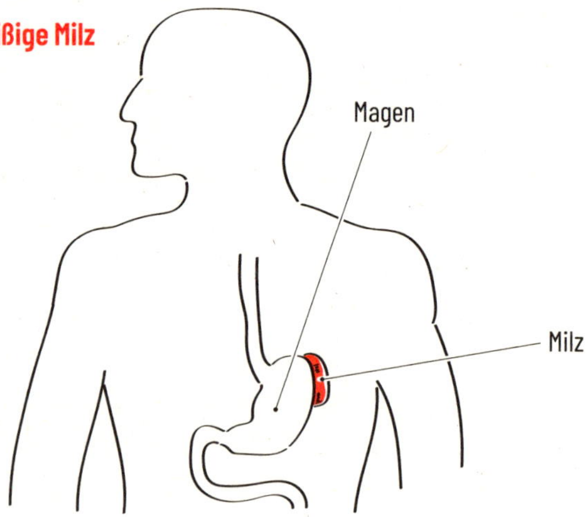

Die Milz (Splen oder Lien) sitzt im linken hinteren Oberbauch, unterhalb des Zwerchfells, ungefähr auf Höhe der zehnten Rippe. Über Bindegewebsbänder ist sie verbunden mit dem Magen, der linken Niere und der Bauchspeicheldrüse. (Die ja auch ein Schattendasein führt, dabei ist sie soooo wichtig für die Fettverdauung und die Insulinproduktion. Mehr dazu im Kapitel *Süßigkeiten machen zuckerkrank!*.)

Ihren ersten wichtigen Einsatz hat die Milz schon, bevor wir geboren werden. Sie ist nämlich ganz entscheidend an der Blutbildung (Hämatopoese) beteiligt. Mit der Geburt endet diese Aufgabe, aber danach hat sie anderes zu tun. Sobald wir das Licht der Welt erblickt haben, übernimmt die Milz, genauer gesagt die rote Milzpulpa (80 Prozent der Milz), eine wichtige Rolle bei der Immunabwehr, indem sie Lymphozyten (eine Untergruppe der weißen Blutkörperchen) bildet und speichert. Und weiße Blutkörperchen sind wichtig für die Abwehr von Krankheitserregern. Außerdem ist sie eine Art Filteranlage unseres Blutsystems. So ein rotes Blutkörperchen begleitet uns ungefähr vier Monate, dann hat es ausgedient und kann weg. Heißt: diese Erythrozyten haben keine volle Power mehr, sie sind nicht mehr hundert Prozent funktionstüchtig. Und die Müllentsorgung übernimmt (neben anderen) die fleißige Milz. Kommt also bei der natürlichen Zirkulation das Blut in der Milz vorbei, spürt sie die alten, schwachen Erys und Blutplättchen auf und zerlegt sie in kleine Teile. Für die endgültige Entsorgung der Reste hat die Milz gefräßige Mitarbeiter, die Makrophagen. Auf gut deutsch: Riesenfresszellen. Das ist das Security-Personal, das in unserem Blut auch Viren, Bakterien und Gifte aufspürt und unschädlich macht. Wie ein Kammerjäger …

Trotzdem ist die Milz nur so eine Art Hilfsarbeiterin. Sollte sie aus irgendeinem Grund rausmüssen, übernehmen andere Organe ihre Funktion. Sie ist also nicht lebensnotwendig, deshalb kann man aber noch lange nicht sagen, sie sei überflüssig. Das behauptet man von Blinddarm und Appendix ja auch. Und das stimmt eben auch nicht so ganz. Da auch Knochenmark und Leber die altersschwachen roten Blutkörperchen und Blutplättchen herausfiltern, übernehmen die den Job der Milz, wenn sie nicht mehr da ist.

Stellt sich nun die Frage: Wann muss die entfernt werden? Tatsächlich ist der häufigste Grund der schon oben erwähnte Milzriss nach einem Unfall oder Sturz (wir sagen stumpfes Bauchtrauma dazu). Weil die Milz natürlich super durchblutet ist, kommt es bei inneren Verletzungen oder Quetschungen häufig zu starken Blutungen, die man dann mittels Ultraschalluntersuchung erkennen kann. Um die zu stoppen (und zu verhindern, dass Blut in den Bauchraum gelangt), wird bei einem Milzriss meist sofort operiert und die Milz (oder Teile davon) entfernt. So, Milz weg, heißt: eine Blutplättchenmüllentsorgungsstation und ein Speicherplatz weniger. Keine Sorge, der Betrieb läuft ja trotzdem weiter. Milz weg heißt aber auch: weniger Lymphozyten bei der Abwehr von Krankheitserregern. Also sind Milz-lose Menschen anfälliger für Infektionen, weil ihre körpereigene Abwehr geschwächt ist. Vor allem die Pneumokokken machen dabei die größten Sorgen, das sind Bakterien, die schwere Erkrankungen verursachen können, zum Beispiel Hirnhaut- und Lungenentzündungen. Dagegen kann man sich aber mit einer Pneumokokken-Impfung schützen.

Okay, nun die letzte und alles entscheidende Frage: Warum passt zwischen Leber und Milz immer noch ein Pils? Ganz sicher gehört dieser Spruch wieder in die Abteilung Selbstberuhigung. Ein Bierchen (mehr oder weniger) schadet nicht. »Und jetzt alle: Einer geht noch, einer geht noch rein!«

Natürlich gibt es eine Verbindung zwischen Leber und Milz: Das Blut, das aus der Milz kommt, fließt in die Leber. Überhaupt sammelt die Leber das komplette Blut, denn sie ist unser größtes Filterorgan, sie entgiftet uns. Beide Organe sind ans vegetative Nervensystem angeschlossen und beeinflussen sich dadurch gegenseitig. Und wenn dauerhaft zu viel Alkohol die Leber schädigt, dann gefällt das auch der Milz nicht. Kommt es zu einem Blutstau vor der Leber, kann die Folge eine Leberzirrhose sein. Und dann könnte eine akute oder chronisch vergrößerte Milz (Splenomegalie) entstehen. Und das kann wiederum das Hyperspleniesyndrom zur Folge haben. Schönes Wort, oder? Eine Milzüberfunktion. Die fängt nämlich nun an, hektisch immer mehr Blutzellen (Erythrozyten, Leukozyten, Thrombozyten) abzubauen. Dadurch kommt es zu einer Anämie, also umgangssprachlich Blutarmut, weil das Blut jetzt zu wenig rote Blutkörperchen enthält. Und das führt auch zu einer erhöhten Infektanfälligkeit. Die Milz vergrößert sich, man bekommt Schmerzen im linken Oberbauch, und das Ganze drückt auch noch auf die Organe in der Nachbarschaft. Und denen gefällt das auch nicht. Dann muss die Ursache für die Milzvergrößerung gefunden und behandelt werden. Im schlimmsten Fall wird sie operativ entfernt. Was ja, wie wir nun wissen, nicht so tragisch ist.

**Fazit:** Auch kleine, nicht so berühmte Organe können Großes leisten. Sie können aber auch krank werden und dann großen Schaden anrichten. Wenn also zwischen Leber und Milz noch ein Pils passt, dann könnte es bedeuten, dass sich Milz und Leber vielleicht noch nicht vergrößert haben. So soll es bleiben. Und im Zweifel passt zwischen Leber und Milz immer ein alkoholfreies Pils!

## Da kommt mir die Galle hoch!

Gesundheitliche Ermahnungen mag ja niemand. Verstehe ich total. Wir Mediziner können ja auch richtige Spaßbremsen sein. Die einen verdrehen genervt die Augen, wenn wir ihnen (zum hundertsten Mal) erzählen, dass Übergewicht und fleißiges Kettenrauchen nicht gut fürs Herz sind. Andere werden wütend, wenn wir ihnen raten, auf die obligatorische Flasche Wein am Abend lieber zu verzichten. Da kommt dann dem einen oder der anderen die Galle hoch, wenn Frau Doktor die vielen fiesen möglichen Konsequenzen aufzählt. Mir kommt übrigens auch ab und zu die Galle hoch, wenn Idioten Rettungsgassen auf Autobahnen blockieren oder meine Kollegen und Kolleginnen vom Rettungsdienst mit Silvesterböllern beschossen werden. Unschönes Thema, kommen wir jetzt aber zum eigentlichen: Galle und Gallenblase. Die Gallenblase ist ja auch so ein Organ, das ein Schattendasein führt – ähnlich wie die Milz.

Die Galle, die uns da angeblich hochkommt, wird in unmittelbarer Nachbarschaft der Gallenblase produziert: nämlich in der Leber. Die Blase sitzt an deren Unterseite und freut sich über jede neue Lieferung dieser gelben oder grünbräunlichen Flüssigkeit. Davon produzieren die Leberzellen täglich circa achthundert Milliliter. Gallenflüssigkeit besteht hauptsächlich aus Wasser, interessant ist aber die darin enthaltene Gallensäure, weil sie die Fettkügelchen aus dem letzten Frühstück,

Mittag- oder Abendessen zerkleinert. Dann kommen die Verdauungsenzyme aus der Bauchspeicheldrüse besser damit klar, sie lassen sich leichter spalten. Die ganze frisch produzierte Gallenflüssigkeit aus der Leber fließt aber nicht dauernd in die Gallenblase. Während wir essen, wandert die direkt durch in den Dünndarm, schließlich wird sie dann aktuell zum Zerkleinern gebraucht. Wenn unser Körper aber gerade nicht mit der Verarbeitung von Bockwurst mit Kartoffelsalat beschäftigt ist, wird der nicht benötigte Teil der Gallenflüssigkeit in der Gallenblase eingedickt und gespeichert. So haben wir da immer einen guten Vorrat von durchschnittlich fünfzig Milliliter. Kommt zwischendurch ein Käse-Schinken-Sandwich an, zieht sich die Gallenblase zusammen und liefert wieder Galle ab, die wir für die Fettverdauung benötigen. Ziemlich wichtiger Job. Die Gallenblase ist also »nur« die Vorratskammer für diesen praktischen Fettlöser. Vielleicht habt ihr schon mal von jemandem gehört, der keine mehr hat. Und wahrscheinlich lebt der oder die ein ganz normales Leben. Isst fettige Reibekuchen und deftigen Schweinebraten, ohne dass ihm (oder ihr) überschüssiges Fett aus den Ohren tropft. Das liegt daran, dass die Leber am Tag genug Galle produziert, um »normale« Mahlzeiten zu bearbeiten. Denn danach herrscht ja erst mal wieder Futterpause, und die Leber kann in Ruhe neue Gallenflüssigkeit produzieren. Aber: Wer keine Gallenblase mehr hat und besonders gern und viel und fettig isst, könnte natürlich Probleme bekommen. Meistens leiden diese Menschen unter Völlegefühl und Durchfall. Logisch, die Fettverdauung kann nicht mehr auf ein Galle-Reservoir zurückgreifen, da bleibt einfach viel Fett unverarbeitet liegen. Der ganze schöne Leber-Galle-Verdauungsprozess gerät ins Stocken.

Ohne Gallenblase lebt es sich also prima, wenn man es mit dem fettigen Essen nicht übertreibt.

## Zwei, die gut zusammenarbeiten: Leber und Gallenblase

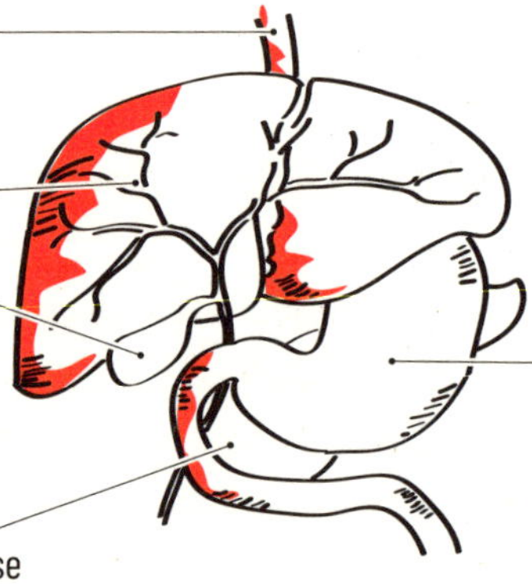


Warum aber hat diese tolle Galle so einen schlechten Ruf? Also ich bin sehr froh, dass es sie gibt! Gallensäure ist ätzend, genauso wie Magensäure. Sie ist ein Endprodukt des Cholesterinstoffwechsels und ein mega Fettkiller. Sie löst Fette radikal auf, genauso wie Spülmittel das Bratwurstfett vom Grillrost. Und das ist auch gut so, weil sie nämlich sonst weder das ganze Fett von der Grillparty noch Tante Ernas leckere Buttercremetorte in den Griff bekommen würde. Galle ist ein verdammt bitterer Verdauungssaft – und wir sollten froh sein, dass er so »gallig« ist. Aber kann einem denn wirklich die Galle hochkommen? Ja, dann steckt aber keine Wut oder Aggression dahinter, sondern anhaltende Übelkeit und Erbrechen, wenn sich tatsächlich Gallensäure, aus dem Dünndarm kommend, in den Magen hochwurschtelt. Ein anderer Grund könnte zum Beispiel nicht akuter, sondern eher chronischer

Natur sein: ein Gallenleiden. Gallensteine zum Beispiel. Wenn die stofflichen Bestandteile der Galle (Cholesterin, Gallensäure, Fette und Eiweiße in Wasser gelöst) aus dem Gleichgewicht geraten, können sich Kristalle bilden, sogenannte Gallensteine. Und die hindern dann die Gallenflüssigkeit am reibungslosen Abfluss, sie kann nicht mehr in den Darm abfließen, es gibt quasi einen Rückstau. Dadurch erhöht sich der Druck in der Galle, und es kommt zu einer ziemlich schmerzhaften Gallenkolik. Entstehen können solche Kristalle durch einen ungesunden Lebenswandel, dazu gehört neben einer meist fettigen Ernährung und Bewegungsmangel auch Stress. Menschen, die Gallensteine haben, ist nach Mahlzeiten häufig übel, sie müssen aufstoßen, und dann kann auch die aufgestaute Galle hochkommen. Wenn sich die Galle tatsächlich den umgekehrten Weg durch die Speiseröhre nach oben sucht, ist das ein Zeichen, dass irgendwas nicht stimmt. Dann empfehle ich einen Besuch beim Gastroenterologen, der sollte sich das mal anschauen.

Selbst wenn du echt stinksauer bist und vor Wut »schäumst«, die Galle bleibt in einem gesunden System, wo sie ist, beziehungsweise: Sie fließt nach unten ab. Den Ausspruch »Da kommt mir die Galle hoch!« verdanken wir dem griechischen Arzt Hippokrates und seiner »Viersäftelehre«. Er war nämlich davon überzeugt, dass die Gesundheit des Menschen von vier verschiedenen Säften abhängt: Blut, Schleim, gelber und schwarzer Galle. Die sollten möglichst im Gleichgewicht sein. Und ein besonders cholerischer Zeitgenosse hatte laut Hippokrates eindeutig zu viel gelbe (giftige!) Galle im Körper. Der Ansatz ist ja richtig: Zu viel Galle kann hochkommen.

Wenn einem also (medizinisch gesehen) wirklich die Galle hochkommt, ist etwas nicht in Ordnung. Wenn aber Galle ganz normal produziert wird, gibt's etwas zu verarbeiten: nämlich Fett. Wäre das nicht der Fall, würde es schwer im Verdauungstrakt rumliegen und auf Dauer Schaden anrichten. Und wenn uns sprichwörtlich die Galle hochkommt, gibt's auch was zu verarbeiten: nämlich Ärger!

## Dem ist eine Laus über die Leber gelaufen!

Sehr lustiger Spruch. Weil man es gar nicht merken würde, wenn einem eine Laus über die Leber liefe. Die Leber selber hat nämlich keine Nerven, da müssten schon größere Tiere drauf rumtrampeln, damit man zumindest einen Druckschmerz in der Bindegewebskapsel spürt, die die Leber umhüllt. Die Leber ist unser größtes inneres Organ und wiegt etwa 1,5 Kilogramm. Laus hin oder her, trotzdem bedeutet der Spruch ja, dass man sich über irgendwas geärgert hat. Offenbar nichts Schwerwiegendes (sonst hätte man sich wahrscheinlich für ein anderes Tier entschieden), aber schon so doof, dass man davon schlechte Laune bekommen hat. Der Bus ist einem vor der Nase weggefahren, und jetzt kommt man zu spät zur Verabredung. Was aber hat das mit der Leber zu tun?

Anscheinend bewegen wir uns mal wieder im Reich der Antike. Da ist sie wieder, die »Viersäftetheorie« von Hippokrates! Hatten wir ja gerade schon bei der Galle: Alle miesen Gefühle kommen angeblich aus der Leber – Zorn, Wut und schlechte Laune. Da wird eben entgiftet und Galle produziert. Aber wehe, wenn nicht! Da kriegst du im wahrsten Sinne des Wortes dein Fett nicht mehr weg! Und das Gift auch nicht.

Ich finde das mal wieder nicht fair. Die Leber ist super! Da fragt man sich doch, was mit dem Image der Leber nicht in Ordnung ist?

Frage an einen Patienten: »Was ist schlecht für die Leber?«

»Alkohol.«

»Was ist gut für die Leber?«

»Kein Alkohol.«

Echt wahr. Meistens ist es das Einzige, was die Menschen über die Leber wissen, vielleicht noch, dass sie Galle produziert. Und, was macht so ’ne Leber den ganzen Tag (außer der Herstellung von Gallenflüssigkeit)? Jetzt höre ich euch alle unisono rufen: Entgiften! Alles richtig, aber welche Gifte werden denn da unschädlich gemacht? Und warum ist Alkohol der größte Feind der Leber? Deshalb jetzt die schnelle Leberkunde.

**Die Leber (bzw. die Leberzellen)**

- nimmt Giftstoffe auf
- wandelt sie in ungiftige Stoffe um
- sorgt für deren Entsorgung
- baut alte und geschädigte Erythrozyten ab (wie die Milz)
- baut Fett ab (zur Energiegewinnung)
- produziert Gallensäure zur Fettverdauung.

**Was sind das für Giftstoffe?**

- Alkohol, Medikamente, Steroidhormone u. a.
- giftiges Ammoniak (entsteht durch den Abbau von Proteinen im Darm) wird in ungiftigen Harnstoff umgewandelt.

Widmen wir uns mal dem Abbau von Alkohol. Der wird in zwei Stufen umgewandelt:

Zuerst durch das Enzym Alkoholdehydrogenase (ADH) zu Acetaldehyd. (Acetaldehyd ist für unseren Körper sehr schädlich! Es ist für die Katersymptome verantwortlich.)

Dann wird Acetaldehyd mit Hilfe des Enzyms Aldehyddehydrogenase (ALDH) in Essigsäure umgewandelt. Mit Essigsäure können wir besser umgehen! (Der Kater lässt langsam nach.)

Das beim Alkoholabbau entstehende Acetaldehyd kann auf Dauer Leberzellen schädigen und vermehrt zu Fetteinlagerungen führen. Kurz gesagt: Erst kommt der Bierbauch, dann die Fettleber. Grund für eine Hepatomegalie (Lebervergrößerung) ist meistens eine Fettleber. Der Trinkspruch: »Prost! Die Leber wächst mit ihren Aufgaben!«, stimmt also total, ist nur nicht wirklich lustig. Wie ihr seht, ist euer Körper mit dem Abbau von Alkohol echt beschäftigt, das ist kein Zuckerschlecken, sondern Schwerstarbeit. Wundert es jetzt noch jemanden, dass zum Beispiel die Verdauung warten muss, wenn das Schnäpschen angeliefert wird? Nicht wirklich, oder?

Auch Medikamente werden in der Leber verstoffwechselt und so erst in ihre aktive Form überführt, bevor sie in mehreren Stufen abgebaut werden. Die sogenannte Metabolisierung sorgt bei einigen Arzneimitteln also dafür, dass die überhaupt erst die gewünschte therapeutische Wirkung erzielen können.

Auch Steroidhormone (z. B. Sexualhormone, Testosteron und Östrogen) kann unser Körper nicht vollständig zersetzen, daher wandelt die Leber sie zu Galle um.

Lebererkrankungen sind jetzt total plausibel, oder? Nämlich immer, wenn es ZU VIEL ist: Alkohol, Medikamente,

Drogen (also Gifte!) und Fett. Schon seit geraumer Zeit machen sich Forscher und Medizinerinnen Gedanken darüber, ob es nicht tatsächlich auch einen Zusammenhang zwischen unserer Stimmung und der Leber gibt. Nämlich wenn wir dauerhaft gestresst sind und uns alles ZU VIEL wird! Klar ist mittlerweile, dass die Leber empfindlich auf Stress reagiert. Und bei Stress wird das Hormon Cortisol ausgeschüttet. (Wo? Das erfahrt ihr gleich …) Wenn der Cortisol-Spiegel ständig erhöht ist, wird (neben der bereits erwähnten schwächeren Immunabwehr) mehr Fett in die Leber eingelagert. Somit kann Stress eine Fettleber zumindest begünstigen. Und Stress kann ja alles Mögliche sein: die tägliche Hetze zwischen Büro, Kita und Supermarkt oder emotionale Belastungen wie Liebeskummer, Konflikte, Frust und Unzufriedenheit. Wenn die Leber also stressanfällig ist, dann ist sie vielleicht sensibler, als der alte Hippokrates dachte. Sie ist also nicht nur Sammelbecken von Wut und Aggression und Produzent ätzender Galle. Vor allem ist sie ein lebenswichtiges Stoffwechselorgan und unsere größte Drüse.

Auf die Leber können wir nicht verzichten, wie es ja bei Milz und Gallenblase der Fall ist. Ohne Leber geht's nicht! Noch ein Grund, sie gut zu behandeln. Wenn wir also den Eindruck haben, jemandem ist eine Laus über die Leber gelaufen, dann könnten wir ja einfach nachfragen und nicht gleich denken, dass sich da mal wieder jemand über eine Nichtigkeit aufregt. Vielleicht ist ihm oder ihr ja gerade einfach alles ZU VIEL. Und dann hilft es ganz bestimmt, wenn man mal »frei von der Leber weg« reden kann! Denn das heißt ja auch nichts anderes, als Konflikte offen anzusprechen und seinen Gefühlen freien Lauf zu lassen.

## Das ist mir an die Nieren gegangen

Seinen Gefühlen freien Lauf lassen – das hilft auch, wenn einem so richtig was an die Nieren gegangen ist. Wenn dieser Satz fällt, geht es aus meiner Erfahrung selten um Lappalien. Also nicht um etwas wie so ’ne kleine, harmlose Laus auf der Leber. Die habe ich vielleicht, wenn mir jemand einen freien Parkplatz vor der Nase weggeschnappt hat. Aber wenn mir was an die Nieren geht, dann wird’s offenbar ernst. Der Verlust eines Menschen zum Beispiel. Nieren sind ziemlich robust, sie können eine Menge kompensieren, auch Krankheiten. Schließlich filtern und reinigen die den ganzen Tag den ganzen Müll aus unserem Blut heraus, da darf man nicht zimperlich sein. (Siehe auch *Nieren muss man immer warm halten!*) Aber wenn sie versagen, ist das lebensgefährlich! Ohne ihre Entgiftungs- und Reinigungsarbeit kommt unser Körper nicht klar. Wenn nun also die Nieren sozusagen alles mitbekommen, weil da alles (Gutes und Schlechtes) hindurchfließt und gefiltert wird, dann stellt sich doch die Frage, ob die Nieren auch Kummer, Traurigkeit und Ärger mitbekommen?

Dazu gehen wir mal bis ins Mittelalter zurück: Damals galt die Niere nämlich als Sitz der Lebenskraft und war genau wie das Herz Sinnbild für das gesamte Innere des Menschen. Daher kommt auch der Satz: »Auf Herz und Nieren prüfen«! Der ist uralt und steht bereits in der Bibel. Also, nur wenn Herz *und* Nieren einer Prüfung standhalten, gibt’s das Gütesiegel. Somit sind die Nieren offenbar mindestens genauso wichtig wie das Herz. Medizinisch gesehen kann ich das bestätigen. Herz und Nieren kommunizieren unmittelbar und ohne Umwege miteinander. Denn das Herz kann durch die Dehnung seines Muskels der Niere über Botenstoffe direkt melden:

Achtung, zu viel Wasser (Volumen) im Gefäßsystem – Blutdruck hoch – bitte mehr Wasser ausscheiden! Und zack, auf geht's, und die Niere filtert und filtert und sorgt dafür, dass der Wasserhaushalt ausgeglichen ist. Und das ist nur eine Schnittstelle. Gibt es zum Beispiel eine Durchblutungsstörung der Nieren, weil ihr versorgendes Blutgefäß verengt ist, meldet sie das ans Herz, und schwupps wird der Blutdruck erhöht, und das Herz gibt sein Bestes, um die Nieren bei Laune zu halten. Daher kann eine Verengung der Nierenarterien auch zu Bluthochdruck führen.

Ich glaube, eines ist klar: Wenn uns etwas an die Nieren geht, ist unsere Lebenskraft echt beeinträchtigt. Medizinisch ganz sicher, aber auch psychisch? Ja, und dafür gibt es eine plausible Erklärung. Die liefert uns (mal wieder) das zentrale Nervensystem, denn dort wird ja die Ausschüttung der Stresshormone Cortisol und Adrenalin aktiviert. Und ausgeschüttet werden sie wo? Exakt: in der Nebennierenrinde! Auf jeder Niere sitzt diese kleine, zipfelmützige Drüse, die verschiedene (unverzichtbare) Hormone bildet. Die Cortisol- und Adrenalin-auslösenden Stressoren können vielfältig sein: Aufregung (auch positive), Nervosität, Leistungsdruck – und vor allem: Angst. Anhaltender (negativer) Stress oder Angstzustände können also zu einer Überfunktion der Nebennierenrinde führen und somit zu Nierenerkrankungen. In der Folge können auch Herz-Kreislauf- und Stoffwechselstörungen auftreten. Wir sollten also auf uns und unsere Nieren aufpassen. Wenn euch also etwas »an die Nieren geht«, dann nehmt das ernst. Gefühle (schöne und schlechte) beeinflussen unser vegetatives Nervensystem, und das wiederum ist eng mit unseren inneren Organen verbunden.

## Ich geh aufm Zahnfleisch!

Das sagt nur jemand, der wirklich »aus dem letzten Loch pfeift«. Hier ist ein Mensch körperlich oder seelisch total am Ende. Überarbeitet, an der Grenze der Belastbarkeit oder schon einen Schritt weiter. Da geht nix mehr. Aber was hat das Zahnfleisch damit zu tun? Erst mal hat der Ausspruch etwas mit Abnutzungserscheinungen zu tun, und zwar nicht oben im Mund, sondern unten an den Füßen. Wer derart ausgepowert ist und den ganzen Tag gestresst durch seinen Alltag hetzt, hat (bildlich gesprochen) wundgelaufene Fußsohlen. Und das Zahnfleisch übernimmt nun die Aufgabe der Füße. Wenn man aber auf seinem empfindlichen Zahnfleisch rumläuft, dauert es natürlich nicht lange, bis das auch anfängt zu bluten. Sozusagen die ultimative Steigerung. Auf den durchgescheuerten Füßen kann man nicht mehr laufen, und das Zahnfleisch ist auch schon durch. Krass. Betrachten wir das Ganze aber mal medizinisch. Wann blutet das Zahnfleisch?

**Mögliche Ursachen für Zahnfleischbluten:**

- Bakterien
- Entzündetes Zahnfleisch
- Erkrankungen (z. B. Diabetes mellitus oder eine HIV-Infektion)
- Nährstoffmangel (z. B. Vitamin C)
- Hoher Stresspegel

Hoppla! Stress? Wusstet ihr, dass extremer Dauerstress auch die Ursache für Zahnfleischbluten sein kann? (Wir sprechen in diesem Zusammenhang natürlich immer von negativem Stress!) Die Erklärung ist plausibel und hat natürlich wieder mit dem Cortisol zu tun. Zunächst versetzt das ausgeschüttete Stresshormon unsere Immunabwehr in Alarmbereitschaft. Dem Körper wird signalisiert: Achtung, Gefahr, du musst dich wappnen! Machen wir auch, indem mehr Immunzellen aktiviert werden. Aber dieses System ist nicht für den Dauerzustand bestimmt, sondern nur für Notfälle. Da werden rasend schnell die Killerzellen losgeschickt, um die akute Gefahr abzuwenden. In der Regel ist die dann irgendwann vorüber, und die Situation normalisiert sich … nicht so bei Dauerstress.

Man kann sich das so vorstellen: Wenn irgendwo eine Sirene losgeht, sind wir in höchster Alarmbereitschaft, wir sind extrem aufmerksam und im wahrsten Sinne des Wortes auf dem Sprung. Wenn diese Sirene nun dauerhaft pfeift, ohne dass tatsächlich eine Gefahr droht, entspannen wir uns irgendwann und ignorieren den pfeifenden Dauerton. So ungefähr sieht es dann in unserem Körper aus. Selbst bei anhaltend hohem Stresslevel verringern sich die Immunzellen nach kurzer Zeit wieder. Die Wirkung verpufft und kehrt sich irgendwann sogar ins Gegenteil: Die Aktivität des Immunsystems wird runtergefahren, und die Abwehrzellen im Blut verringern sich. (Ihr erinnert euch: Ein dauerhaft hoher Cortisol-Spiegel schwächt das Immunsystem!) Fazit: Wenn der Körper das Stresshormon dauernd durch unseren Blutkreislauf pumpt, beeinträchtigt das unser Immunsystem. Es wird geschwächt und kann Angreifer wie Viren und Bakterien nicht mehr so gut abwehren. Deshalb sind Menschen, die ständig gestresst sind, auch häufig anfälliger für Infekte. Die Aussage »Ich geh auf dem Zahnfleisch« hat also auch nicht selten eine Erkrankung zur Folge: Magen-Darm-Bakterien oder Erkältungsviren haben es einfach leichter, in den Körper einzudringen.

Werfen wir also in diesem Zusammenhang nun mal einen Blick in den Mund. Dort wimmelt es nur so vor Bakterien, nützlichen wie schädlichen. Aber das geschwächte Immunsystem kann das notwendige Gleichgewicht zwischen den guten und schlechten Bakterien nicht mehr herstellen. Und so können die bösen Bakterien Schaden anrichten. Die Folge: Entzündungen, Zahnfleischbluten.

Dauerhafter Stress hat also einen enormen Einfluss auf unsere Organe. Zu viel Cortisol und Adrenalin mögen die nicht. Weder die Leber, die mit Fetteinlagerung reagiert, noch die Nieren, denn in der Nebennierenrinde wird vor allem das Hormon Cortisol produziert. (Adrenalin und Noradrenalin werden hauptsächlich im Nebennierenmark gebildet.) Und zu viel davon ist nicht gut. Unsere Organe und ihre Funktionstüchtigkeit haben auch eine ganze Menge mit Gefühlen und unserem psychischen Zustand zu tun. Und die werden schließlich auch vom Gehirn gesteuert.

Wenn dir also öfter eine Laus über die Leber läuft, die Galle hochkommt, etwas an die Nieren geht oder du auf dem Zahnfleisch läufst, darf das kein Dauerzustand sein. Alles hängt mit allem zusammen! Denn Stress führt ja in der Regel zu einer Reaktion: Man greift zur Zigarette, isst eine Tafel Schokolade (die berühmte Nervennahrung), trinkt ein paar Gläser Wein oder Bier am Abend zum »Runterkommen« oder isst aus Zeitmangel und Heißhunger nur noch fettiges Fastfood. Spätestens da rebellieren dann auf Dauer die Organe. Temporär sind Stresshormone nicht nur total okay, wir brauchen sie sogar dringend zur Leistungssteigerung, für Konzentration und Aufmerksamkeit, aber wir müssen von dem Trip auch wieder herunterkommen. Genau so ist das in unserem Organismus auch vorgesehen. Anspannung und Entspannung. Aktivität und Ruhe. Gesteuert wird das Ganze – natürlich! – vom vegetativen Nervensystem: Sympathikus und Parasympathikus. Die beiden sind uns schon verdammt häufig begegnet. Und mittlerweile müsste ja klar sein, dass sie eine echt zentrale Rolle spielen, die wir nicht unterschätzen sollten. Deshalb haben wir uns ja auch ausführlich mit den beiden in *Gas und Bremse* beschäftigt. Das autonome Nervensystem ist wichtig und ohne wären unsere Organe aufgeschmissen! Aber mindestens genauso wichtig ist es, Nieren, Leber, Milz und die anderen zu kennen und sich mit ihnen zu beschäftigen, bevor sie krank werden oder Probleme bereiten. Denn dann entstehen diese möglicherweise erst gar nicht!

Doch Vorsicht, es ist nicht alles falsch, was der Volksmund so verkündet. Dass die Leber mit ihren »Aufgaben« (alkoholischen Anforderungen) wächst, stimmt eben leider. Doch wie steht es um die Nieren? Gerade haben wir erfahren, dass sie ziemlich robust sind und mit sämtlichen Schadstoffen gut klarkommen. Aber warum mögen die Kälte angeblich nicht?

# NIEREN MUSS MAN IMMER WARM HALTEN!

»Zieh dich warm an! Nicht bauchfrei! Sonst werden die Nieren kalt!«, hat meine Oma immer gesagt. Eure wahrscheinlich auch. T-Shirt, Bluse, Pulli gehören immer schön in die Hose gestopft. **LUFTDICHT** abgeschlossen! Und deshalb wissen wir ziemlich genau, wo die Nieren sitzen, weil wir uns da von klein auf eben immer schön warm halten sollen: links und rechts neben der Wirbelsäule am unteren Ende des Rückens. Aber was wissen wir sonst noch über die beiden bohnenförmigen **DINGER?** Außer dass sie offenbar Probleme haben, sich selbst warm zu halten? Wieso kann der Magen das, der Darm, die Lunge? Aber die Nieren kriegen es nicht hin? **KOMISCH**, oder?

Jede Niere hat ungefähr die Größe einer geballten Faust und wiegt circa 150 Gramm. An der Seite hat sie eine Art Delle, die **NIERENPFORTE**, durch die sämtliche Blutgefäße hinein- und auch wieder hinausführen. Die Nieren sind dreifach geschützt, mit Hilfe von Fett- und Bindegewebshüllen, das gibt ihnen Stabilität und Schutz vor Verletzungen. **DREIFACH!** Nieren sind also echt wichtig, sonst würde unser Körper nicht solche Sicherheitsmaßnahmen ergreifen. Da sitzen sie nun dick eingepackt (sie müssen ja warm sein …) und machen was genau?

So wie im Zusammenhang mit der Leber immer von Entgiften die Rede ist, fällt bei den Nieren gerne das Wort: **REINIGEN**. Ja, die Nieren sind so etwas Ähnliches wie eine körpereigene Kläranlage, in deren Innern sich rund eine Million kleine Filtereinheiten (Glomeruli) befinden. **GLOMERULI** sind winzige Blutgefäße, die wie kleine Wollknäuel aussehen und durch deren Miniporen unser Blut gefiltert wird. Ein Kapillarsystem, das aus dem Blut den wässrigen Teil herausholt.

**Hier eine schnelle Nierenkunde:**

**Nieren**

- produzieren Urin und entsorgen darüber Gifte, Medikamente, Drogen
- regulieren unseren Flüssigkeitshaushalt:
- halten Wasser zurück (mehr Flüssigkeit in den Blutgefäßen = Blutdruck steigt)
- oder scheiden vermehrt Wasser mit dem Urin aus (weniger Blutmenge in den Gefäßen = Blutdruck sinkt)

(um nur ein paar Funktionen zu nennen).

Die **URINBILDUNG** ist natürlich ein wahnsinnig wichtiger Job, weil wir damit Schadstoffe entsorgen. Daher kann man mit Dopingtests über die Urinprobe auch prima herausfinden, wer bei der Tour de France oder den Olympischen Spielen bei der eigenen Leistung in bisschen »nachgeholfen« hat. Die Nieren fischen unermüdlich Stoffe aus unserem Blut heraus, die dort nicht hingehören. **GROSSARTIG**. Sogar beim Energiestoffwechsel haben sie ihre Finger im Spiel: Wenn zu wenig Zucker, also Glukose, im Blut ist, stellen die den einfach selber her und speisen ihn ins Blut ein. Nieren sind also nicht nur Reinigungskraft und **GIFTENTSORGER**, sie sind auch über die Flüssigkeitsregulierung direkt aktiv an unserem Blutdruck beteiligt. Außerdem produzieren die Nieren zwei Hormone: Erythropoetin (fördert die Bildung roter Blutkörperchen) und Calcitriol (aktive Form von Vitamin D, reguliert die Kalziummenge im Körper).

Die Nieren sind echte **MULTITALENTE**, und Fakt ist, dass sie eine elementare Rolle in unserem Körper spielen. Lebenswandel und Ernährung spiegeln sich in den Urinwerten eines

Menschen wider. Anhand des Urins können wir Mediziner potenzielle gesundheitliche Probleme oder Krankheiten identifizieren. Und ein vollständiges **NIERENVERSAGEN** hat den sicheren Tod zur Folge.

### Der Niere soll's nicht ständig kalt werden

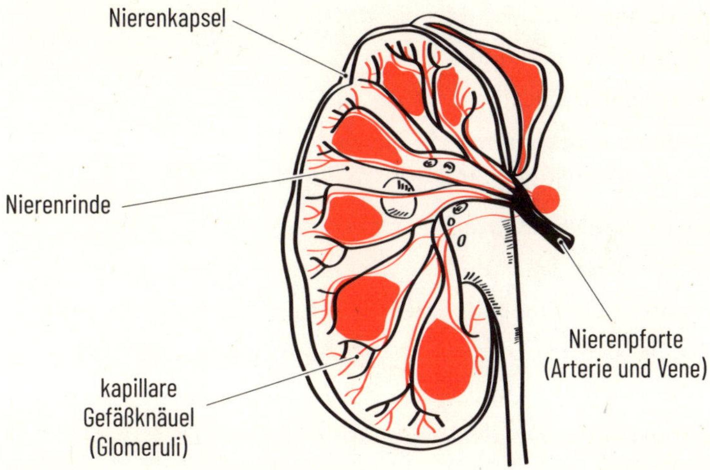


Warum aber müssen nun ausgerechnet die Nieren »immer schön warm gehalten« werden? Weil Wärme die Durchblutung verbessert, die Blutgefäße werden geweitet und dadurch der Stoffwechsel angeregt. Und das betrifft eben die Nieren besonders, deshalb sollten die immer **SUPERGUT** durchblutet sein, sonst können sie ihren Job nämlich nicht anständig machen – und das wäre fatal. Das müsst ihr euch mal vorstellen: Zehn- bis zwölfmal pro Stunde (also ungefähr **DREIHUNDERTMAL** am Tag) fließt unser gesamtes Blut durch die Nieren: reinigen, filtern, spülen, nebenbei noch Hormone (wie Cortisol und Adrenalin) in der Nebennierenrinde produzieren, Blutdruck regulieren und den Wasser- und Elektrolythaushalt am Laufen halten – mit circa sechs Litern Blut. Auch während wir schlafen. Eine gute Durchblutung ist da echt hilfreich!

**Nicht gut für die Nieren:**

- Bluthochdruck
- Arterienverkalkung
- Diabetes mellitus
- Adipositas (starkes Übergewicht)
- Zu viel Salz schädigt auf Dauer die feinen Nierengefäße
- Zu viel NSAR (nicht steroidale Antirheumatika) wie z. B. Diclofenac und Ibuprofen sind schädlich.
- NSAR hemmen die Prostaglandine (Prostaglandine sind Gewebshormone, sie sorgen in der Niere für die Aufrechterhaltung des Blutflusses), was zu einer Einschränkung der Nierenfunktion (Niereninsuffizienz) führt.

**Gut für die Nieren:**

- Frisches Obst und Gemüse
- Viel Ballaststoffe (jeden Tag!)

Die von Oma angedrohte Nierenbeckenentzündung bei kalten Nieren entsteht aber nicht durch Kälte. Sondern (fast immer) durch **ESCHERICHIA-COLI**-Bakterien. Die Keime gelangen meist über die Harnwege in die Nieren und führen zu einer Entzündung. Kälte kann aber das **IMMUNSYSTEM** schwächen, und so haben es Bakterien einfacher. (Siehe auch *Kälte führt zu Erkältungen!*)

**Nieren muss man nicht extra besonders warm halten. Man sollte sie aber auf keinen Fall ständig der Kälte aussetzen. Ich würde nicht empfehlen, bei frostigen Temperaturen mit Baggy Pants und bauchfreiem Top auf den kalten Steinen zu »chillen«. Wärme fördert die Durchblutung, daher freuen sich auch deine Nieren über einen Pulli, denn so können sie Höchstleistungen abrufen. Es muss nicht gleich ein schicker Nierenwärmer aus Lammfell oder Angorawolle sein, normale Kleidung reicht. Aber sich ganz normal warm halten, das schaffen die Nieren in ihrem Fettpölsterchen auch allein.**

32

# BLEIBEN DIE AUGEN STEHEN, WENN MAN SCHIELT?

NEIN! Es ist weltweit nicht ein einziger Fall bekannt, bei dem das so war. Grimassen schneiden, schielen – und zack!, bleiben die Augäpfel einfach innen stehen. Wie **FESTGETACKERT**. Das ist noch nie vorgekommen! Und trotzdem hält sich diese elterliche Drohung schon seit Jahrzehnten hartnäckig. Gerne werden kleine **GRIMASSENSCHNEIDER** ja auch noch zusätzlich mit dem Hinweis ermahnt: »Wenn du schielst und dich dann erschreckst, bleiben die Augen so stehen.« Alles Quatsch. Ich bin einmal quer durch sämtliche Augenarztportale gesurft, und selbst der Berufsverband der Augenärzte gibt nicht nur **ENTWARNUNG**, sondern liefert auch direkt die Erklärung: Wenn du absichtlich schielst, drehen die Augenmuskeln den Augapfel zur Seite. Eine ganz einfache muskuläre Bewegung. Und diese Muskeln müssten in der Verdrehung **VERKRAMPFEN** (und dann so bleiben!), tun sie aber nicht. Weil sie es gar nicht können. Auch nicht, wenn man jemanden erschreckt.

**Sechs Augenmuskel**

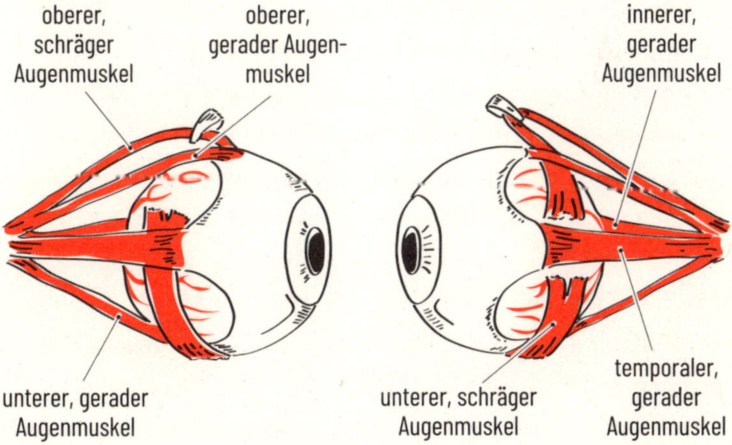

Die Bewegung unseres Augapfels wird von sechs Muskeln gesteuert. Hättet ihr das gewusst? Wir haben pro Auge vier gerade und zwei schräge **AUGENMUSKELN**, die dafür sorgen, dass wir die Augäpfel in sämtliche Richtungen drehen können. Das nennt man übrigens fachsprachlich **OKULOMOTORIK:** die gezielte Bewegung der Augen in alle Richtungen.

Und jetzt kommt's: Liebe Kinder, liebe Jugendliche, liebe Eltern, aufgepasst! Menschen (vornehmlich natürlich Kinder), die ihre Augen zum **SPASS** verdrehen können, haben besonders viel Kontrolle über ihre Augen. Sagen die Fachleute, und die müssen es ja wissen. Herzlichen Glückwunsch!

Natürlich gibt es das Phänomen des »Schielens« auch in der Medizin, dann hat es aber mit lustigem Grimassenschneiden leider nichts zu tun.

> Beim Strabismus (Schielen) fällt ein Augenmuskel oder Nerv aus, es kommt zu einer Anomalie der Sehachsen, und die Augenmuskeln geraten aus der Balance.

Kommen wir zurück zum »Schielen aus Spaß«. Solche okulomotorischen Bewegungen sind im Prinzip nichts anderes als ein **AUGENMUSKELTRAINING** und gar nicht doof! Es kann angestrengte Augen (zum Beispiel nach einem langen Bildschirmarbeitstag) **ENTSPANNEN**. Einfach mal mit den Augen rollen – nach oben, unten, links und rechts. Und zwischendurch auch mal schielen. So lassen sich auch (Video-)Konferenzen und Meetings eindeutig besser ertragen. Wahrscheinlich werden sie sogar **LUSTIGER** – ihr solltet nur aufpassen, wer euch dabei sehen darf und wer nicht! Ansonsten: viel Spaß! Wir sollten uns viel mehr Kindliches bewahren. Über das »Nachdem-Warum-Fragen« habe ich mich ja schon ausführlich geäußert. Aber auch Grimassenschneiden darf man als Erwachsener. Sollte man sogar! Das, was unsere Augenmuskeln beim **AUGENROLLEN** und Schielen machen, geht auch mit dem ganzen Gesicht. Ziemlich super sogar! Unser Gesicht hat circa dreißig Muskeln. Die Angaben schwanken, weil es auch Muskelgruppen gibt, die manchmal als ein Muskel gerechnet, an anderer Stelle in mehrere unterteilt werden. Es sind auf jeden Fall eine ganze Menge! Und alleine fürs Lachen aktivieren wir 17 davon. Lachen, weinen, blinzeln, **ZWINKERN** – das alles ist ohne Muskeln nicht möglich.

Ich habe eine interessante Studie gefunden, bei der sich Dermatologen professionell mit dem Grimassenschneiden beschäftigt haben und am Ende zu dem Ergebnis kamen: Zunge rausstrecken, Backen aufplustern und einen spitzen **KUSSMUND** machen sind gut gegen Falten. In diesem Fall wird das muntere Mienenspiel etwas vornehmer »Gesichtsyoga« genannt. Zwanzig Wochen lang haben Probandinnen 32 verschiedene Gesichtsübungen gemacht. Am Ende konnten die Dermatologen ganz klare Unterschiede zu vorher erkennen. Die Frauen sahen ein paar Jahre **JÜNGER** aus! Also mehr Mut zur Grimasse! Gut, man kann unter normalen Bedingungen vielleicht nicht wochenlang den ganzen Tag Grimassen schneiden. Das irritiert wahrscheinlich die Arbeitskollegin, den Kellner oder die Verkäuferin im Supermarkt. Und man möchte ja auch nicht als etwas merkwürdig gelten. Du bist zwar **FALTENFREI**, hast aber keine Freunde mehr. Das wäre ja auch irgendwie doof. Aber man kann einmal am Tag für ein paar Minuten die Gesichtsmuskeln zum Tanzen bringen (unter der Dusche, auf dem Klo …). Alle anderen Muskeln können wir ja auch trainieren, warum also sollte man nicht auch die im Gesicht mal öfter in Bewegung bringen? Je älter wir werden, desto mehr verringert sich das Muskel- und Unterhautfettgewebe. Die Folge: Falten. Gesichtsyoga, also Grimassenschneiden, trainiert diese Muskeln, und wir können so unserer Haut wieder mehr **SPANNKRAFT** geben.

TIPP

### Zwei schöne Übungen

**»Der Kussmund«:**

- Drück deine Augen so fest wie möglich zusammen.
- Grinse gleichzeitig über beide Backen (Zähne darfst du ruhig zeigen).
- Für ein bis zwei Minuten halten, dann bewusst entspannen.
- Das Ganze vier- bis fünfmal wiederholen.

**»Der Löwe«:**

- Mund weit aufmachen und Zunge, so weit es geht, herausstrecken.
- Tief einatmen und beim Ausatmen laut brüllen.
- Du kannst die Übung ein paarmal wiederholen.
- (Vielleicht sagst du vorher den Nachbarn Bescheid!)

**Streckt also öfter mal wieder die Zunge raus oder grinst über das ganze Gesicht!**
**Es macht nicht nur jünger und schöner, es befreit auch unglaublich! Und du hast die Lacher auf deiner Seite. Und Lachen ist ja bekanntlich gesund! Auch Schielen ist okay – deine Augen bleiben garantiert nicht so stehen!**

# ROTWEIN UND SCHOKOLADE SIND GUT FÜRS HERZ!

Und alle so: AB-SO-LU-TION! Wenn ich jetzt sage, dass das stimmt: Wie viele von euch schlagen dann das Buch zu und begeben sich direkt in die Weinhandlung und zum Süßigkeitenregal? Whoohoo! **STOPP**. Wartet noch kurz, bitte. Ich glaube, das ist so eine Frage, bei der die meisten Menschen am liebsten einfach nur ein Ja hören möchten: Prima, danke, mehr muss ich nicht wissen. Der Genuss von Alkohol und Süßigkeiten – abgesegnet von der Wissenschaft, besser geht's ja gar nicht. Aber lasst uns auch hier bitte nach dem Warum fragen.

Irgendwann hat irgendwer mal irgendwo gehört oder gelesen, dass Rotwein und Schokolade gut fürs Herz seien. Dunkle **SCHOKOLADE** senkt angeblich das Schlaganfall- und Herzinfarktrisiko, und hundertfünfzig Milliliter Rotwein täglich reduzieren das Risiko für Herz-Kreislauf-Erkrankungen. Alles wissenschaftlich erwiesen. Was für grandiose Nachrichten! Darauf ein Gläschen Bordeaux!

Nee, stopp mal. So einfach ist das leider nicht. Ich will euch gar nicht mit hundert verschiedenen Studien langweilen, die gibt es nämlich zu diesem Thema, und am Ende ist man auch nicht viel schlauer. Sich durch **STUDIEN** zu wühlen ist mühsam und eine staubtrockene Angelegenheit. Ich kann wirklich gut verstehen, dass viele Menschen eine Aussage, ein vermeintliches Forschungsergebnis einfach zur Kenntnis nehmen und es nicht detailliert hinterfragen, weil ihnen dann irgendwann **SCHWINDLIG** wird vor lauter Zahlen und medizinischen Fachbegriffen.

Natürlich ist Forschung wichtig, und Studien geben uns zum Beispiel Antworten zur Sicherheit und Wirksamkeit von Medikamenten und Behandlungsmethoden. Aber auch hier gilt: **NACHFRAGEN**. Zumindest mal hinterfragen. Nicht einfach alles glauben.

Unter welchen Bedingungen liefen die Studien ab, *in vitro* und/oder *in vivo*? Wurde also außerhalb eines lebenden Organismus im Labor *in vitro* getestet, »im Glas«, und konnte das Ergebnis später »am lebenden Objekt«, *in vivo,* überprüft werden? Viele Laborergebnisse lassen sich nämlich nicht einfach auf das »wahre Leben« übertragen.

Außerdem ist häufig folgende Frage relevant: Wer hat da welche Studie in Auftrag gegeben? Der Verband der Süßwarenindustrie oder die Winzervereinigung? Das ist nicht ganz unwichtig, denn am Ende ist es interessant, wer von welchem Ergebnis profitiert. Die oben erwähnte Aussage »Dunkle Schokolade senkt das Schlaganfall- und Herzinfarktrisiko!« erschien 2010 im *European Heart Journal,* und das ganz **ZUFÄLLIG** eine Woche vor Ostern. Tja, ein Schelm, wer Böses dabei denkt. Da kauf ich doch noch ein paar Tüten von den dunklen Schokoeiern! Also, die Datenlage zum Thema (in diesem Fall: Schokolade) ist **KOMPLIZIERT**. Aber natürlich sind die Aussagen über Rotwein und Schokolade nicht einfach frei erfunden. Irgendeinen wahren Kern gibt es, das Problem ist: Wir picken uns immer nur die Teile raus, die wir gut gebrauchen können. Wir hören auf dem für uns richtigen Ohr – auf dem anderen sind wir besser mal **TAUB**. Wir suchen uns die Informationen heraus, die uns in den Kram passen – als Entschuldigung oder als Rechtfertigung. Oder einfach nur fürs gute Gefühl.

Aber: Warum sollten Schokolade bzw. Rotwein gut für mein Herz sein? Dazu müssen wir den Rotwein und die Schokolade genauer untersuchen und uns mit Polyphenolen beschäftigen. Das sind sekundäre Pflanzenstoffe, da sie für eine Pflanze nicht lebensnotwendig sind. Und auf den menschlichen Organismus haben sie eine positive Wirkung. **POLYPHENOLE** kommen in allen Obst- und Gemüsesorten vor, besonders reichhaltig in Beeren (Heidelbeeren, Brombeeren, Johannisbeeren), Nüssen, Äpfeln, Pflaumen und Kirschen. Auch in Kaffee und Tee sind sie enthalten. Polyphenole wirken positiv auf unser Immunsystem, senken den Blutdruck und wirken **ENTZÜNDUNGSHEMMEND**. Das bestätigt auch das Bundeszentrum für Ernährung. Im Rahmen verschiedener Studien mit Polyphenolen aus dem Granatapfel wurde sogar ein gehemmtes Wachstum von Krebszellen beobachtet. (Wie gesagt, Studien dazu gibt es wie Sand am Meer. Es haben ja auch viele Menschen auf der ganzen Welt ein Interesse daran, dass wir Wein und Schokolade kaufen!)

Auch Flavanole und Resveratrole sind sekundäre Pflanzenstoffe, die zur Gruppe der Polyphenole gehören. Flavanole kommen unter anderem in der **KAKAOBOHNE** (aha!) vor, sie sollen die Elastizität der Blutgefäße erhöhen und eine leicht blutdrucksenkende Wirkung haben. Resveratrol steckt in den Blättern und **TRAUBEN** von Weinreben (noch mal aha!) und aktiviert einen Botenstoff im Körper, der unsere Blutgefäße vor Verkalkung schützt. Insgesamt sagt man den Polyphenolen also eine cardioprotektive Wirkung nach, d. h., sie können das Herz schützen. Allerdings sind die meisten dieser Aussagen Ergebnisse von In-vitro-Studien. Im wahren Leben (sprich bei uns Menschen) konnten sie in vielen Fällen nicht hieb- und stichfest überprüft werden.

So, zurück zu Flavanolen und Resveratrolen in Kakao und Weintrauben. Womit wir wieder beim Thema wären. Kurze

**ZWISCHENBILANZ:** Man könnte sagen, nicht Rotwein und Schokolade sind gut fürs Herz, gut sind die darin enthaltenen Polyphenole. Und tatsächlich hat Rotwein einen hohen Anteil daran, aber das liegt natürlich an den roten Trauben, genauer gesagt an ihrer Haut. Die Dinger stecken in der Hülle. Nicht im Alkohol. Und alle so: … **OCH MENNO!** Heidelbeeren statt Schoki? Traubensaft statt Rotwein? Sieht wohl so aus. Und für alle, die auf der nächsten Party noch ein bisschen mehr klugscheißen wollen: Warum hat Rotwein mehr Polyphenole als Weißwein? Weil beim Keltern von Weißwein die Traubenschalen sofort nach dem Pressen entfernt werden. Beim Rotwein werden aus den Schalen noch aromatische Substanzen gewonnen. Und – schwupps – schon erhöht sich der Polyphenolanteil.

Bei der Schokolade sind es die Flavanole, die wohl vor allem in dunkler **BITTERSCHOKOLADE** stecken, also jener, die einen hohen Kakaoanteil von mindestens siebzig Prozent oder mehr hat, weil die Flavanole ja in der Kakaobohne stecken, also im Rohstoff. Je höher der reine Kakaoanteil ist, desto höher ist natürlich auch der Anteil an Polyphenolen. Wenn Schokolade, dann je **DUNKLER**, desto besser. Kein Mensch (auch ich als Ärztin, und wir Mediziner sind ja auch nur Menschen) hat etwas gegen ein Glas Rotwein oder ein Stück Schokolade. In Maßen ist alles okay. Aber wenn wir wichtige Pflanzenstoffe zuführen wollen, können wir auch Obst und Gemüse essen. Den Rotwein mit Herzgesundheit zu rechtfertigen ist Unsinn. Den kann man aus **GENUSS** und Freude in schöner Gesellschaft trinken. Und auch ein paar Stückchen Vollmilch-Nuss bringen deinem Herz gar nichts. Aber vielleicht wird die Laune ein bisschen besser.

**Warum Schokolade (angeblich) glücklich macht**

Dunkle Schokolade beziehungsweise die darin enthaltenen Polyphenole tragen möglicherweise zu einer größeren Artenvielfalt der Darmbakterien bei. Und je vielfältiger das Mikrobiom ist, desto besser ist das für unsere Gesundheit. Polyphenole können die Anzahl der nützlichen probiotischen Bakterien erhöhen und krankheitserregende Bakterien verringern. Sogenannte Blautia-Bakterien vermehren sich unter den Schoko-Polyphenolen scheinbar besonders gut, und die können Stoffwechselprodukte freisetzen, die über die Darm-Hirn-Achse unser Gehirn positiv beeinflussen. Das Mikrobiom von gesunden Menschen enthält nachweislich einen höheren Anteil an Blautia-Bakterien als die Darmflora von Menschen mit psychischen Erkrankungen (zum Beispiel Depressionen).

**Die Aussage, Rotwein und dunkle Schokolade seien »gut fürs Herz«, hinkt ein wenig. Gut für uns (und auch unser Herz-Kreislauf-System) sind die darin enthaltenen Polyphenole. Die nehmen wir aber auch mit Johannisbeeren, Möhren oder Paprika auf.**

# HILFT SPUCKE BEI INSEKTENSTICHEN?

Da freuen wir uns jedes Jahr auf den Sommer und der bringt diese Plagegeister mit: Mücken! Ehe wir uns versehen, haben sie uns erwischt – und dann: Spucke drauf? Eines mal vorweg: Wenn überhaupt, dann hilft nur die eigene Spucke. Omas, die den Enkelkindern ihren Speichel auf die Stiche reiben, sollten das bitte in Zukunft nicht mehr machen. Abgesehen davon, dass es für die **KIDS** ja auch ein bisschen eklig ist. Daran erinnern wir uns ja alle. Uaarr! Wenn eine entfernte Verwandte uns mit ihrem vorher abgeleckten Finger die Erdbeermarmelade aus dem Gesicht reiben wollte. Nein danke, Tante Heide! Das ist echt eklig! Spucke bei Erdbeermarmelade funktioniert vielleicht, aber hilft sie auch bei Mückenstichen?

So, jetzt mal von vorne, was passiert eigentlich bei einem Insektenstich? Die Mini-Blutsauger ritzen einen klitzekleinen Schnitt in unsere Haut und spritzen dann gleichzeitig ihren Speichel in die Wunde. Dadurch gerinnt das Blut nicht und kann besser durch den Mückenrüssel fließen. Sehr **SCHLAU**. Außerdem hat Mückenspucke den positiven Effekt, dass sie die Einstichstelle betäubt (danke dafür!) und wir erst mal gar nichts merken und nachts selig weiterschlummern. Noch schlauer. So kann das Biest sich in Ruhe neue Stellen an unserem Körper suchen und weitersaugen. Während wir also noch schlafen und von alldem nichts mitbekommen, ist unser super Immunsystem aber **HELLWACH**. Es hat nämlich sofort gecheckt, dass da irgendwas in uns eingedrungen ist, was da nicht hingehört: Mückenspucke! Alarm! Die enthält Proteine, die in unserem Organismus nichts zu suchen haben. Und als Immunantwort wird jetzt Histamin ausgeschüttet. (Das kennen wir von der Beule!)

**Was ist Histamin?**

Histamin ist ein Botenstoff, der in Schleimhäuten, Haut-, Immun- und Nervenzellen gebildet wird und verschiedene Funktionen hat, z. B. bei der Darmtätigkeit, beim Blutdruck, bei der Produktion von Magensäure. Außerdem wird es nach einer Immunreaktion freigesetzt, eben nach einem Mückenstich oder bei Blütenpollen, die uns in die Nase fliegen und einen Heuschnupfen auslösen. Histamin stellt unser Körper also selbst her. Außerdem kommt er auch in großen Mengen u. a. in Käse, Sojasoße, Rotwein und Sauerkraut vor. Also vornehmlich in Produkten, die mit Hilfe von Bakterien- oder Hefekulturen hergestellt werden und einen langen Reifungsprozess brauchen. Hierbei werden große Mengen von Histamin als Nebenprodukt gebildet.

Durch das spontan ausgeschüttete Histamin erweitern sich die Blutgefäße und signalisieren dem Körper: Achtung, hier ist die **BAUSTELLE!** Der Stich schwillt an und beginnt zu jucken. Juckreiz ist also nichts weiter als eine allergische Reaktion. Das Histamin ist eine Art **INFORMANT**, der nun wichtige Folgereaktionen auslöst. Der Mückenrüssel könnte ja mit dem Speichel noch etwas anderes reinschleppen: Bakterien. Histamin ist für die Abwehr körperfremder Stoffe enorm wichtig. Aber es sorgt eben auch dafür, dass es juckt. So, und jetzt merken wir es auch und fangen noch im Schlaf an zu **KRATZEN**. Bis wir davon wach werden. Also, schnell Spucke drauf? Ja, kann man machen. Denn in erster Linie kühlt der Speichel, und das tut gut. Übrigens, unser Speichel, den der ein oder andere gedankenlos und schnöde auf den Bürgersteig spuckt, ist ziemlich gehaltvoll. Neben Wasser und Schleim enthält er Enzyme, Elektrolyte und verschiedene Proteine. Und Letztere wie z. B. Immunglobuline (Antikörper) und Histatin (fördert die Wundheilung der Mundschleimhaut) sind vielleicht der Grund, weshalb man glauben könnte, Spucke helfe bei Mückenstichen. Diese Proteine wirken zwar leicht antibakteriell und können dafür sorgen, dass die kleine Einstichstelle schneller heilt, aber deren Wirkung ist extrem gering. Und vor allem klappt das nur mit der eigenen **SPUCKE!** In der Mundflora leben zighundert verschiedene Bakterien, und da könnte mit Opas oder Mamas Speichel sogar die Gefahr einer Infektion bestehen. Der eigene Speichel als Erste-Hilfe-Maßnahme ist **OKAY**. Es gibt aber bessere beziehungsweise wirkungsvollere.

TIPP

**Das hilft:**

**Hitze:** Es gibt seit geraumer Zeit vermehrt sogenannte »Hitzestifte« gegen Insektenstiche auf dem Markt. Sie erreichen kurzzeitig circa fünfzig Grad Celsius und können so die für uns schädlichen Proteine aus dem Mückenspeichel zerstören. Der Juckreiz lässt nach oder (je schneller angewendet, desto besser) tritt erst gar nicht auf.

**Kühlen:** Einstichstelle mit Eiswürfel, kaltem Lappen oder Kühlpacks behandeln. Das reduziert die Schwellung und hilft auch gegen den lästigen Juckreiz.

**Das hilft nicht:** Kratzen! Es verschlimmert den Juckreiz und kann zu Entzündungen führen.

Bei aufgekratzten Mückenstichen sind auch Omas Hausmittel Quark oder Joghurt absolut verboten! Milchsäurebakterien können Infektionen auslösen!

Bei Menschen, die besonders empfindlich auf Mücken-, Wespen-, Bienen- und andere Stiche reagieren und deren allergische Reaktion weit über den normalen **JUCKREIZ** hinausgeht, hilft häufig ein Antihistaminikum. (Wird auch gerne im Frühling bei Pollenallergie genommen!) Der darin enthaltene Wirkstoff kann die unerwünschte Histaminreaktion abschwächen. Bei dem Begriff Histamin haben sicher einige von euch aufgehorcht, vielleicht weil ihr eine Histaminintoleranz habt oder jemanden kennt, der eine hat. Histamin wird, wie gesagt, im Körper selbst gebildet, aber auch über die Nahrung aufgenommen. Und zum Abbau brauchen wir zwei **ENZYME:** Diaminoxidase (DAO) und Histamin-N-Methyltransferase (HNMT).

**Wusstet ihr das?**
Nur weibliche Mücken stechen, die Jungs lassen uns in Ruhe. Die brauchen unser Blut nämlich gar nicht. Die Mädchen hingegen benötigen die Proteine aus dem Blut für die Herstellung und das Wachstum ihrer Eier.

Bei Menschen mit Histaminintoleranz könnte eine Störung im **ABBAUPROZESS** vorliegen. Und zu viel Histamin im Körper hat Symptome zur Folge: Ausschlag, Juckreiz, Durchfall, Übelkeit, Asthma, Herzrasen, um nur einige zu nennen. Wenn man sich die **SYMPTOME** anschaut und mal in Verbindung mit den oben genannten Enzymen bringt, fällt etwas auf: DAO wird u. a. in der Darmschleimhaut gebildet, HNMT in der Haut und den Bronchien. Und genau dort macht sich die Histaminintoleranz **HÄUFIG** bemerkbar: im Magen-Darm-Bereich (Blähungen, Durchfall, Übelkeit), in den Atemwegen (die Nase läuft), auf der Haut (Ausschläge) und im Herz-Kreislauf-System (Herzrasen, Kreislaufprobleme). Wird der **BOTENSTOFF** nicht mehr oder nur unzureichend abgebaut, reagiert der Organismus eben (unter anderem) mit den oben genannten Symptomen. Auch hier zeigt sich mal wieder: Alles, was ZU VIEL ist, mag unser Körper überhaupt nicht! Bei einer Histaminintoleranz sollte man natürlich in erster Linie die potenziell unverträglichen Lebensmittel (z. B. Käse und Rotwein!) **VERMEIDEN** oder reduzieren. Die Einnahme von Vitamin B6 hilft zusätzlich, weil es das DAO-Enzym beim Histaminabbau unterstützt.

### Spucke hilft bei Insektenstichen?

**Nicht wirklich. Also zumindest nicht die Spucke selbst, sondern wenn überhaupt ist der kühlende Effekt angenehm, der entsteht, weil die Flüssigkeit auf der Haut verdunstet. Am besten, ihr habt im Sommer einen Hitzestift oder Mückensalbe oder -gel dabei. Solche Produkte enthalten die nötigen Histaminblocker, damit die kleinen Blutsauger euch die schöne Urlaubszeit nicht versauen.**

# FERNSEHEN SCHADET DEN AUGEN!

Über die Auflösung (das kann ich schon mal verraten) werden sich Kinder und Jugendliche freuen! Liebe Eltern, die Drohung: »Zu viel fernsehen schadet den Augen!«, könnt ihr in die Tonne hauen. Eure Kinder bekommen weder viereckige Augen (ein super Spruch aus Omas **MOTTENKISTE**), noch werden sie dadurch automatisch kurz- oder weitsichtig. Aber auch ich habe das tatsächlich schon mal als Ausrede benutzt. ☺ Trotzdem möchte ich mich ein bisschen differenzierter mit dem Thema beschäftigen. (Und das wird den lieben Kleinen dann wieder nicht gefallen! Sorry!) Es gibt nämlich Unterschiede: zum einen das »ganz normale« Fernsehgucken (fast schon *oldschool*), zweitens das stundenlange **STARREN** (oder Daddeln) auf Tablets oder Handybildschirmen. Und dann gibt es noch das heimliche Lesen von echten Büchern unter der Bettdecke bei schummrigem Licht (macht das noch jemand?). Das ist ja die zweite hartnäckige Behauptung: Lesen bei schlechtem Licht verdirbt die Augen! Mal schauen … Na? Was glaubt ihr?

Fangen wir mit dem Fernsehgucken an. Die Augen müssen sich tatsächlich mehr anstrengen, was aber für gesunde Augen kein Problem ist. Sie werden vielleicht schneller müde, sind gereizt oder können (nach ein paar Stunden ***BINGE-WATCHING***) auch mal brennen. Das liegt daran, dass man beim Fernsehen eher zum bewegungslosen Starren neigt und seltener blinzelt als normal, dadurch wird die **TRÄNENFLÜSSIGKEIT** nicht so optimal verteilt wie sonst. Bleibende Schäden? Fehlanzeige. Jetzt kommt das Aber! Klebt das Töchterchen oder der Sohn immer zu nah (und das über einen längeren Zeitraum) am Bildschirm, sollte man zwei Dinge beachten: Hier könnte eventuell schon eine Fehlsichtigkeit bestehen, also bitte mal die Augen der (oder des) Kleinen checken lassen. Zum anderen kann das auch eine bestehende **KURZSICHTIGKEIT** verstärken oder ihre Entstehung begünstigen. Zu nah – hier liegt das Problem. Heute wird ja gerne stundenlang auf Smartphones und Tablets gestarrt. Und diese Geräte stehen nicht wie der Fernseher zwei Meter entfernt, die halten wir uns direkt vor die Nase. Der Berufsverband der Augenärzte (BVA) weist zumindest darauf hin, dass Smartphones und Computer bei Kindern zu einer Kurzsichtigkeit führen können.

Es gibt zwei verschiedene Zelltypen in der Netzhaut: Zapfenzellen arbeiten hauptsächlich tagsüber und sorgen dafür, dass wir alles in Farbe sehen. Stäbchenzellen sind nachtaktiv und ermöglichen das Hell-Dunkel-Sehen.

Das liegt daran, dass das Auge sich auf die nahen Bilder stark fokussieren muss, der sogenannte Ziliarmuskel zieht sich zusammen und rundet so die Augenlinse ab. Dieser ***MUSCULUS CILIARIS***, ein ringförmiger innerer Augenmuskel, zwingt so die elastische Augenlinse, ihre Brechkraft zu verändern, damit auf der Netzhaut ein scharfes Bild entsteht. Übrigens gehört der Ziliarmuskel nicht zu den sechs (äußeren) Augenmuskeln, die unseren **AUGAPFEL** bewegen, wie wir beim Thema Schielen erfahren haben, sondern zu den drei inneren. Er sorgt dafür, dass sich unser Auge auf unterschiedliche Entfernungen einstellen kann. Eigentlich eine super Sache, wenn wir aber zu lange zu nah vor Bildschirmen (kleinen und großen) sitzen, wird der Ziliarmuskel auf Dauer **EXTREM** beansprucht, und das permanente Akkomodieren (also die dynamische Anpassung) kann dazu führen, dass der Augapfel in die Länge wächst. Und die Folge wäre Kurzsichtigkeit, die sogenannte Myopie. Deshalb sind Pausen extrem wichtig, ab und zu **BLINZELN** (um die Tränenflüssigkeit gleichmäßig zu verteilen) und in die Ferne schauen, damit sich die Augenmuskeln wieder erholen können.

Auch das Lesen von Büchern abends unter der Bettdecke im Halbdunkel strengt die Augen an, sie werden schneller müde, und die permanente **FOKUSSIERUNG** kann auch zu Kopfschmerzen führen. Im Dunkeln müssen unsere Augenmuskeln härter arbeiten, um die Pupille weit offen zu halten, damit genug Licht einfallen kann. Im Inneren unserer Augen trifft das Licht dann auf empfindliche **SEHREZEPTOREN** (Stäbchenzellen), die daraufhin Signale ans Gehirn aussenden und dafür sorgen, dass wir uns den schlechten Licht- und Sichtverhältnissen anpassen. Übrigens unterstützt Vitamin A diesen Nachtsichtprozess, und das wird ja bekanntlich mit Hilfe von Carotin gebildet wird. (Siehe auch *Karotten sind gut für die Augen!*) Das alles ist zwar **ANSTRENGEND** für unsere Augen, aber nicht schädlich. Sobald du deine Augen schließt, entspannen und erholen sie sich. Das Schummerlicht ist kein Problem, schlechter werden die Augen davon nicht, die Muskeln werden höchstens müde, sind aber am nächsten Morgen nach einem erholsamen Schlaf wieder **TOPFIT** und bereit für die ersten Nachrichten auf dem Smartphone. Beim Lesen im Dunkeln ist ebenfalls an möglichen Negativfolgen eher die Nähe schuld, weil das Buch direkt vor die Nase gehalten wird. (Oder die Nase im Buch steckt, was unter der Bettdecke anders ja eigentlich auch gar nicht möglich ist.) Doch für eine ernsthafte Schädigung der Augen müsste man schon täglich stundenlang unter der Bettdecke **SCHMÖKERN**, und wer macht das schon?

Nur dass ihr mich nicht falsch versteht: Ich möchte natürlich, dass Kinder und Jugendliche lesen. Bücher und von mir aus auch auf Tablets oder Smartphones. Aber sie sollen bitte nicht zu lange und zu nah davorkleben. Vielleicht macht ihr einen **DEAL** mit euren Kindern: Du darfst vor dem Schlafengehen noch ein bisschen auf TikTok rumhängen, im Bett lesen oder auf dem Tablet spielen, wenn du dazu eine Karotte isst. Und wenn die weggeknabbert ist, wird geschlafen! (Zähneputzen nicht vergessen) ☺ Vitamin A – gut für die Nachtsicht, da freut sich das Auge.

---

**Das ganz normale Fernsehgucken schadet den Augen nicht. Auch Lesen im Dunkeln führt nicht automatisch zu einer Fehlsichtigkeit. Aber zu nah vor dem Bildschirm hocken, egal ob Glotze, Smartphone oder Tablet, strengt die Augenmuskeln an, besonders der Ziliarmuskel muss Schwerstarbeit leisten. Auf Dauer verlängert sich der Augapfel, und dann muss irgendwann eine Brille bei der Weitsicht helfen. Also, Mario Kart lieber mit der ganzen Familie (mit Abstand) vor dem Fernseher, als allein mit der Konsole vor der Nase. Macht eh mehr Spaß und ist gesünder für die Augen!**

---

36

# KANN MAN WIRKLICH PLATZEN, WENN MAN ZU VIEL ISST?

»Boh, ich platze gleich!«, stöhnt Onkel Herbert und beißt herzhaft in die Gänsekeule. Na, wer kennt das nicht!? Aber ich habe noch nie jemanden erlebt, der dann panisch vom Tisch aufgesprungen ist, weil Onkel Herbert tatsächlich platzen könnte – und man sich vorsorglich schon mal in Sicherheit bringt. Natürlich kann ein Mensch nicht platzen wie ein **LUFTBALLON**. Aber der Magen kann reißen oder sogar durchbrechen. Liegt das dann wirklich an Gänsebraten und Butterstollen, die in Mengen den Magen zum Bersten bringen? Nein. Wenn eine Magenwand reißt oder bricht, hat das andere Gründe, die schauen wir uns aber später an.

Dein Magen ist ein Muskel (ein muskulöses **HOHLORGAN**), der sich ausdehnt, wenn du isst. Je nachdem wie viel man futtert, kann er sein Volumen zeitweise schon ordentlich vergrößern. Das kann er aber erstens nicht unendlich, und zweitens ist das eine Platzfrage (aber nicht von »**PENG** wie platzen«), er muss auch auf die Organe in der Nachbarschaft Rücksicht nehmen. Leber, Darm und Milz rücken nicht zur Seite, nur weil sich da jemand den Magen bis zum Gehtnichtmehr vollschlagen will. Im Durchschnitt passen da circa 1,5 Liter hinein, und im Notfall (Weihnachten, Ostern oder im Italienurlaub, wenn es besonders lecker ist) kann er da auch noch ein bisschen was draufpacken. Man spricht auch vom berühmten **DESSERTMAGEN**, gerade bei Kindern sehr beliebt und weit verbreitet! Egal wie vollgefuttert, ein Eis geht immer! Aber irgendwann stößt der Magen tatsächlich an seine Ausdehnungsgrenzen, dann passt da wirklich nichts mehr rein, und wir machen den **HOSENKNOPF** auf. Das ist also nichts weiter als eine einfache reflexartige Reaktion auf die Ausdehnung unseres Magens.

## Dehnt sich, platzt aber nicht

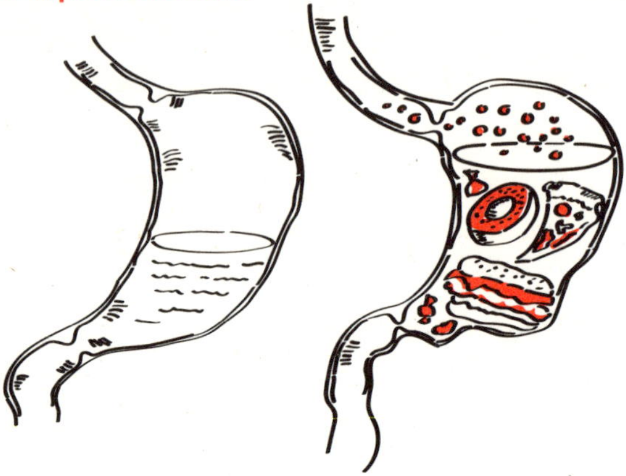

Nehmen wir mal an, wir schaufeln dann trotzdem immer weiter Pasta, Pizza und Bruschetta in uns hinein, obwohl wir schon satt sind. Dann wird – abgesehen von einem intelligenten Kommunikationssystem (Bauch an Hirn: Stopp, reicht, ich bin **SATT!**), das in einem gesunden Körper eigentlich gut funktioniert – noch ein anderer Mechanismus aktiviert: Dir wird schlecht, und du musst dich übergeben. Von unserem Magen können wir in Sachen **ACHTSAMKEIT** eine Menge lernen. Der baut sich eine schützende Schleimhaut, damit die Magensäure ihn nicht nach dem letzten Essen gleich mitverdaut. Und vor dem Überfressen (und vielleicht somit vor dem Platzen – wer weiß …?) schützt der sich auch, indem er dich, sorry, einfach **KOTZEN** lässt. Leg dich nicht mit deinem Magen an! Wenn du aber immer, also regelmäßig, zu viel isst, dann dehnt sich dein Magen mit der Zeit immer mehr aus. Ist ja klar, Muskeln kann man trainieren, heißt, sie wachsen und werden größer. Das ist in Beinen und Armen (bis zu einem gewissen Grad) okay, aber in Sachen Magen bedeutet das, dass du immer mehr essen kannst. Aber nur deshalb, weil dein

Magen ein größeres **VOLUMEN** aufnehmen kann, der gesamte restliche Organismus mit Verdauungssystem, Fett- und Zuckerstoffwechsel ist deshalb aber noch lange nicht in der Lage, das ganze Zeug auch angemessen zu verarbeiten. Warst du irgendwann nach zwei **CHEESEBURGERN** satt, hast aber trotzdem lustig weitergefuttert, dann schaffst du bald drei – und so geht das munter weiter. Nach und nach passt sich dann auch das Kommunikationssystem an den neuen Magenumfang an. Den Botenstoffen (Hormone wie zum Beispiel Leptin), die Hunger- und **SÄTTIGUNGSGEFÜHLE** ans Gehirn funken, kann man da keinen Vorwurf machen, die messen einfach nur den Füllstand oder die Magendehnung und reagieren auf nackte Tatsachen. Der Magen dehnt sich nun bis zum Maximum aus, und irgendwann ist zwar Schluss, aber platzen tut er trotzdem nicht. Er braucht aber immer mehr Nahrung, bis sich ein Sättigungsgefühl einstellt. Und nach ein paar Jahren hat der Besitzer (oder die Besitzerin) dieses Magens garantiert Übergewicht. Und sehr wahrscheinlich auch bedenklich hohe Blutfett- und Blutzuckerwerte.

Kann man in so einem Fall den Magen auch wieder schrumpfen? Ja, das funktioniert auch umgekehrt, ist aber natürlich viel schwieriger, weil Hungergefühle einfach schlimm sind. Das dritte Stück **APFELKUCHEN** mit Sahne kriegt man irgendwie rein, aber noch nicht einmal eines essen zu dürfen, grenzt an Folter. Wenn sich der Magen von alleine wieder verkleinern soll, darf man im Prinzip über einen längeren Zeitraum nie so viel essen, dass sich ein Sättigungsgefühl einstellt. Harte Nummer, weil ja die Botenstoffe permanent ans Hirn funken: Der Magen ist leer! **HUNGER!** Gib mir was zu essen! Aber auch Hormone gewöhnen sich mit der Zeit daran und stellen sich auf neue Bedingungen ein, genau wie die Magenmuskulatur. Da sind echt **DISZIPLIN** und Durchhaltevermögen gefragt. Vor allem, wenn wir hier von Adipositas, also Fettleibigkeit, sprechen.

Vielleicht hat an dieser Stelle nun der eine oder die andere gedacht: Wozu die ganze **QUÄLEREI?** Man kann den Magen doch auch operativ verkleinern lassen! Und schon ist man alle Sorgen los. Die Antworten lauten: Ja und nein. Ja, es gibt die sogenannte bariatrische Operation (griechisch *báros* – Gewicht) bei extrem übergewichtigen Menschen. Und nein, damit ist man nicht automatisch alle Sorgen los. Dazu kommen wir aber später. Bei dieser Operation wird der Magen und/oder Darm verändert oder verkleinert, was in der Regel eine **GEWICHTSABNAHME** zur Folge hat. Klar, der Magen hat dann weniger Fassungsvermögen, ist schneller voll, wir sind satt und schieben den Teller beiseite.

Es gibt drei unterschiedliche bariatrische Operationen.

Erstens: das **MAGENBAND**. Da wird der Magen wie in ein Korsett eingeschnürt, allerdings ist dieses Band elastisch. Damit geht nicht mehr so viel rein, der Magen hat aber natürlich noch einen gewissen Spielraum. Das kann man sogar wieder rückgängig machen. Wenn sich also Gewicht und Essverhalten wieder normalisiert haben, kann das Magenband entfernt werden.

Eine weitere Möglichkeit ist die **MAGENVERKLEINERUNG**, die sogenannte Schlauchmagen-Operation. Hier wird der Magen wirklich verkleinert, also nicht nur zusammengebunden.

Die dritte Variante ist der **MAGENBYPASS**. Hier wird nicht nur der Magen verkleinert, sondern auch gleichzeitig noch der Verdauungsweg verkürzt. Dabei wird der obere Dünndarmanteil sozusagen ausgeschaltet. Kommt der Speisebrei nun aus dem Magen, gelangt er nicht wie üblich in den Zwölffingerdarm, wo er mit Hilfe von Verdauungssäften verwertet wird. Durch die Stilllegung des oberen Teils und die damit verbundene Umleitung der nötigen Fettverdauungssäfte kommt es erst später und somit zu einer deutlich reduzierten **FETTAUFNAHME**. Das hat zur Folge, dass der Körper weniger Kalorien aufnehmen kann. Und der extrem verkleinerte Magen trägt dazu bei, dass das Sättigungsgefühl schon nach kleineren Portionen eintritt.

Ganz gleich, für welche Variante sich Ärzte und Ärztinnen von Fall zu Fall entscheiden, das Ergebnis dieser Operationen ist (abgesehen von einer sicher auch gewünschten optischen Veränderung) vor allem medizinisch signifikant: Nach der OP und der anschließenden Gewichtsabnahme verbessern sich die Blutzuckerwerte. Auch auf Bluthochdruck und erhöhte Blutfettwerte haben diese Eingriffe einen positiven Einfluss. **FRESSORGIEN** sind nach diesen Operationen so gut wie nicht mehr möglich. Die Betroffenen haben einfach irgendwann keinen Hunger mehr und vertragen die Völlerei auch gar nicht.

Okay, Ende gut, alles gut, könnte man sagen. Magen verkleinern, Stückchen Darm abklemmen, und alles ist paletti. Man ist irgendwann wieder rank und **SCHLANK**, und auch gesundheitlich geht's besser. Doch es gibt offenbar erstaunliche »Nebenwirkungen« dieser bariatrischen Operationen. Das hat eine 2017 veröffentlichte Studie der University of Pittsburgh gezeigt. Dabei wurden 2000 Patientinnen und Patienten untersucht, die einen Magenbypass bekommen hatten.

Das erschreckende Ergebnis: Jede fünfte betroffene Person entwickelte innerhalb von fünf Jahren nach der OP ein Alkoholproblem, jede dreizehnte nahm illegale Drogen. Hier zeigt sich nun offenbar die andere Seite: Die Menschen essen zwar nicht mehr übermäßig viel, entwickeln aber eine **SUCHT**. Vielleicht könnte man sogar sagen: eine andere Sucht? Tatsächlich ist für viele extrem Übergewichtige das Essen nicht nur normale Nahrungsaufnahme, sondern auch **TROST**, Belohnung oder Frustabbau. Bis zu einem gewissen Grad kennen wir das doch alle: Wir belohnen uns mit einem **EISBECHER**, die Tüte Chips am Abend auf dem Sofa hilft uns über ein Ärgernis am Arbeitsplatz hinweg. Die psychische Komponente bei Adipositas-Erkrankungen ist sicher nicht zu unterschätzen, was durch die Pittsburgh-Studie bestätigt wird. Frust, Traurigkeit und Einsamkeit verschwinden durch eine Magenverkleinerung nicht. Und die Gefahr, das Essen nun durch andere Dinge wie zum Beispiel Alkohol, Tabletten oder einen Joint am Abend – **ERSATZDROGEN** eben – zu kompensieren, ist groß. Früher waren es die Fressattacken, die emotionale Defizite auffingen, nun fallen sie weg, denn das Hungergefühl ist ja verschwunden. Der Magen ist zufrieden, aber das Gehirn leider nicht. Es verlangt einfach weiter nach Belohnung, nach Trost, sprich nach Kompensation. Hier scheint eine psychotherapeutische Begleitung nach bariatrischen Operationen sinnvoll zu sein.

**Wann kann ein Magen reißen?**

In den meisten Fällen handelt es sich dann um die Komplikation eines Magengeschwürs. Wenn es zum Beispiel gar nicht oder zu spät behandelt wurde. Bei einem

Magengeschwür ist die schützende Magenschleimhaut beschädigt, und der ätzende Magensaft kann die Magenwand angreifen. Das kann im schlimmsten Fall zu einem Riss oder Durchbruch der Magenwand führen (Magenperforation) und muss sofort operiert werden, weil der Mageninhalt in den Bauchraum gelangen kann. Dann droht eine Bauchfellentzündung, die unbehandelt tödlich verlaufen kann.

**Kommen wir noch einmal zur Anfangsfrage zurück. Nein, platzen können wir nicht, der Magen hält der weihnachtlichen Fressorgie locker stand. Aber wenn du das Gefühl hast, du platzt, ist das ein Signal deines Körpers, dann ist offenbar die Magenkapazität erreicht. Es ist Zeit, mit dem Essen aufzuhören. Wenn du die Warnsignale einfach überhörst und immer mehr isst als nötig, dehnt sich deine Magenmuskulatur stetig weiter aus und beginnt so langsam, sich an einen neuen Umfang heranzutasten. Und irgendwann passt die Hose nicht mehr …**

37

# WEISSE FLECKEN AUF DEN FINGERNÄGELN BEDEUTEN KALZIUMMANGEL!

Kalzium, Magnesium, Natrium, Kalium, Eisen, Selen, Zink … Das sind nur einige **MINERALSTOFFE** und Spurenelemente, die unser Körper so braucht. In den Drogeriemärkten präsentieren meterlange Regale die sogenannten Nahrungsergänzungsmittel, ihr kennt das bestimmt: Eisen plus Vitamin C, Magnesium plus B12, auch gerne mit Kalium und so weiter. Das Bundesamt für Verbraucherschutz und Lebensmittelsicherheit achtet darauf, dass diese Produkte zwar eine ernährungsspezifische oder eine physiologische **WIRKUNG** haben, aber keine pharmakologische oder arzneiliche. Es sind also keine Medikamente oder Arzneimittel, die eine Krankheit heilen, lindern oder ihr vorbeugen, sondern lediglich Vitamine oder Mineralstoffe in Tabletten-, Pulver- oder Pillenform, die zusätzlich zur Nahrung eingenommen werden. Wurde bei einer Blutuntersuchung ein entsprechender **MANGEL** festgestellt, verschreibt (oder empfiehlt) der Arzt oder die Ärztin dann gerne ein Eisen- oder Zinkpräparat, je nach Mangel versteht sich. Warum Ergänzungsmittel? Normalerweise nehmen wir Mineralstoffe und Spurenelemente mit der natürlichen Nahrung auf, ist die aber zu **EINSEITIG**, kann schon mal der ein oder andere Stoff zu kurz kommen. Dann müssen wir ihn in konzentrierter Form zuführen. Manchmal sind stressige Zeiten schuld, in denen eine gesunde und ausgewogene Ernährung einfach schwierig umzusetzen ist, dann können Nahrungsergänzungsmittel uns **HELFEN**. Es gibt aber auch vielfältige andere Ursachen: Zum Beispiel die Einnahme von Blutverdünnern oder eine starke Regelblutung bei Frauen kann zu einem Eisenmangel führen. In der Regel aber können und sollten wir Kalzium und Co. mit den »normalen« Lebensmitteln aufnehmen.

TIPP

Kalzium (ein Mineralstoff) befindet sich zum Beispiel in grünem Gemüse (Grünkohl, Blattspinat, Brokkoli) und natürlich in Kuhmilch, Joghurt, Käse (auch fettreduziert!).

Vielleicht denkt ihr jetzt: Okay, aber was hat das jetzt mit den weißen Flecken auf Fingernägeln zu tun? Klar ist, dass ein dauerhafter Mangel an wichtigen Mineralstoffen und Spurenelementen sich immer auch **KÖRPERLICH** bemerkbar macht: Müdigkeit, Kopfschmerzen, Konzentrationsprobleme. Das geht bis hin zu ernsthaften Problemen wie Osteoporose oder sogar Herzrhythmusstörungen. Mineralstoffe sind ein wichtiger Teil im großen System. Magnesium brauchen wir u. a. für die Nerven, für den Knochenaufbau, für die Blutzucker- und Blutdruckregulation. Zink ist am Zellwachstum beteiligt, an **STOFFWECHSELVORGÄNGEN** und der Wundheilung. Jedes einzelne Spurenelement, jeder Mineralstoff hat seine Aufgabe. Und Kalzium ist der wichtigste Mineralstoff, von ihm brauchen wir tatsächlich am meisten. Er hat in unserem Organismus ziemlich viel zu tun und mischt an wichtigen Stellen mit: beim Energiestoffwechsel, bei der Blutgerinnung, bei Muskel- und Nerventätigkeit, Herz-, Lungen- und Nierenfunktion. Die meisten von euch denken bei Kalzium zuerst an unsere Knochen, stimmt, das sind die größten **KALZIUMSPEICHER**, und sie brauchen das Kalzium für Festigkeit und Dichte. Außerdem freuen sich unsere Zähne über Kalzium, das sorgt nämlich für einen gesunden Zahnschmelz. (Wenn sich der abbaut, entsteht übrigens Karies.) Kalzium ist enorm wichtig. Eine ausreichende Zufuhr kann man auch ohne Ergänzungsmittel schaffen (Erwachsene brauchen circa 1000 Milligramm pro Tag).

TIPP

**Kalziummenge pro Tag, Beispiel:**

- Ein 200-ml-Becher Joghurt = 260 mg Kalzium
- Eine Scheibe Vollkornbrot mit einer Scheibe Gouda = 240 mg Kalzium
- Ein 200-ml-Glas Milch = 240 mg Kalzium
- Eine 200-g-Portion Blattspinat = 200 mg Kalzium

Eigentlich müsste es möglich sein, die nötige Menge pro Tag aufzunehmen, trotzdem ist die Kalziumversorgung laut Lebensmittelverband Deutschland nicht **OPTIMAL:** Männer nehmen im Schnitt gut 800 Milligramm und Frauen circa 750 Milligramm pro Tag zu sich, also etwas zu wenig. Das kann daran liegen, dass zunehmend weniger Milch oder Milchprodukte verzehrt werden aufgrund einer Milcheiweißallergie oder Lactoseintoleranz. Außerdem **ERNÄHREN** sich immer mehr Menschen vegan, die Kalziumzufuhr über tierische Milchprodukte fällt hier also komplett weg. Veganer sollten sich also das wertvolle Kalzium über grünes Gemüse, Hülsenfrüchte und Nüsse besorgen. Und wenn Kalzium knapp wird, bedient sich der Körper aus der Vorratskammer: den **KNOCHEN**. Irgendwann ist da aber auch nichts mehr zu holen, und dann kann ein extremer Kalziummangel (Hypokalzämie) sogar lebensbedrohlich sein. Gründe für einen zu niedrigen Kalziumspiegel im Blut können eine Nierenerkrankung, Medikamente oder eben eine Mangelernährung sein.

**Symptome bei Kalziummangel:**

- Muskelkrämpfe
- Herz-Kreislauf-Probleme
- Trockene Haut
- Haarausfall
- Karies
- Verdauungsstörungen

So, ein Mineralstoffmangel kann sich also körperlich bemerkbar machen. Kann zu wenig Kalzium aber auch auf Fingernägeln **SICHTBAR** sein? Sicher habt ihr das mit dem Kalziummangel und den Fingernägeln auch schon mal gehört oder bei euch diese kleinen weißen Flecken auf den Nägeln entdeckt. Und dann hat irgendeine besonders schlaue Kollegin (der Nachbar, die Oma) gleich Kalziummangel »diagnostiziert«. **NEIN**, liebe Leute! Weiße Flecken auf Fingernägeln sind kein Zeichen für Kalziummangel! Das Gerücht hält sich hartnäckig, stimmt aber nicht. Dafür gibt es keine wissenschaftlichen Beweise. Aber warum wird es dann behauptet? Wäre ja eine so schöne Erklärung gewesen. Mmmm, dann muss es eine andere geben.

Fingernägel bestehen aus verhärteten Hautzellen (wusstet ihr das?) und mehr als hundert Schichten **KERATINSCHUPPEN**. (Keratin ist ein Faserprotein, das der Körper selbst bildet und das auch in Haut und Haaren vorkommt.) Im Prinzip sind Fingernägel also nichts weiter als eine Verlängerung der Haut, und ihr Kalziumanteil ist verschwindend gering. Die weißen Flecken (in der Fachsprache *Leukonychia punctata*) entstehen in der Regel durch Nagelverletzungen, die man mitunter gar nicht spürt. Wenn wir bei der Maniküre oder durch einen

**STOSS** die Nagelwurzel verletzen, wachsen die Hornschichten an der Stelle nicht mehr zusammen, es bilden sich kleine Hohlräume und **LUFTBLÄSCHEN**, und die werden als weiße Flecken sichtbar. Die gute Nachricht: Sie wachsen dann mit dem Nagel wieder raus und bleiben nicht ewig!

---

**Also: nein! Weiße Flecken auf den Fingernägeln zeigen uns keinen Kalziummangel an, sondern sind Mikrorisse im Nagel selbst.**

---

38

# KANN MAN SICH BEIM KÜSSEN MIT AIDS ANSTECKEN?

Diese Frage wird tatsächlich immer noch gestellt. Und warum die Vermutung dahinter faktisch falsch ist, werdet ihr auch gleich verstehen. In den 1980er Jahren war Aids überall präsent und die **ANGST** vor einer Ansteckung groß. Auch in den 1990er Jahren beschäftigte das Thema die Menschen, und es liefen bundesweit Safer-Sex-Kampagnen, die diesbezüglich unermüdlich auf die Gefahren von ungeschütztem Geschlechtsverkehr aufmerksam machten. Dann ebbte die Welle etwas ab. Ein Grund dafür war unter anderem, dass Mitte der 1990er Jahre Medikamente auf den Markt kamen, in denen mehrere Wirkstoffe miteinander kombiniert wurden, und eine **INFEKTION** mit dem HI-Virus nicht mehr automatisch eine Aids-Erkrankung zur Folge haben musste.

Die nachfolgenden Generationen gingen also wieder unbeschwerter durchs (Liebes-)Leben, und die Aids-**AUFKLÄRUNG** stand nicht mehr so massiv in der Öffentlichkeit. Doch die Zahl der Infizierten stieg irgendwann wieder leicht an, und deshalb rief die Deutsche Aids-Hilfe schon vor 2010 einen Relaunch ihrer Präventionskampagne ins Leben. Gut so. Aids ist nicht verschwunden, und das Virus gibt es immer noch.

Aids wird häufig mit HIV gleichgesetzt. Vielleicht sogar **VERWECHSELT**. Deshalb möchte ich das noch mal kurz auseinanderdröseln. HIV steht für Humanes Immundefizienz-Virus, das bestimmte Zellen der **IMMUNABWEHR** schädigt oder zerstört und die Betroffenen anfällig für Erkrankungen macht. Wird also die HIV-Infektion nicht behandelt, kann sie zu Aids führen. Aids steht für Acquired Immunodeficiency Syndrome, also ein erworbenes Immunschwäche-Syndrom. Aids ist also nicht HIV. Das HI-Virus löst Aids aus! Aber vielleicht versteht ihr jetzt auch, warum es HIV-positiv heißt: Das HI-

Virus ist einfach nachgewiesen worden. Mehr heißt das erst mal nicht. Es sagt nichts über Aids und auch nichts über die Viruslast aus, also wie **ANSTECKEND** jemand zum Beispiel ist und ob er viele oder wenige Viren in sich trägt.

Zu den häufigsten Krankheiten bei HIV-Infizierten gehören Lungenentzündungen und Pilzerkrankungen. Der Grund dafür ist das geschwächte Immunsystem. Übertragen wird das HI-Virus meist bei Geschlechtsverkehr oder durch infiziertes Blut, daher wird in Deutschland gespendetes Blut auf das HI-Virus getestet. Eine weitere große Ansteckungsgefahr besteht zum Beispiel beim gemeinsamen Gebrauch von Spritzen unter Drogenabhängigen. Das Virus wird neben Blut auch durch Sperma, Vaginalsekret und den Flüssigkeitsfilm auf der **DARMSCHLEIMHAUT** übertragen. Dabei handelt es sich um potenziell infektiöse Körperflüssigkeiten, in denen HI-Viren in ausreichender Menge für eine Übertragung vorhanden sein können. Sie werden also durch Kontakt von Körperflüssigkeiten übertragen. Allem voran erst mal die gute Nachricht: Kondome schützen!

Symptom: Zufall oder Begleiterscheinung, ein Zeichen, das auf eine Erkrankung hinweist. Syndrom: eine Kombination von verschiedenen Krankheitszeichen (Symptome), die häufig gleichzeitig auftreten und vermutlich dieselbe Ursache haben.

Aber reicht **KÜSSEN?** Da kann man sich ja schlecht mit Kondomen schützen. Egal ob ein Küsschen auf die Wange oder ein leidenschaftlicher Zungenkuss: NEIN! Eine Ansteckung mit HIV ist nicht möglich. Auch nicht, wenn euch jemand, der HIV-positiv ist, berührt. Habt keine Angst und vor allem behandelt denjenigen bitte nicht wie einen Aussätzigen.

Um aber zu verstehen, warum weder Küssen noch Anfassen zur Übertragung führen, werfen wir mal einen Blick in unseren Mund. Unserer robusten **MUNDSCHLEIMHAUT** haben wir es nämlich auch zu verdanken, dass die HI-Viren keine Chance haben. Es gibt verhornte und unverhornte Mundschleimhaut. (Jetzt mal alle mit der Zunge durch den Mund wandern! Durch den eigenen, bitte.) Die verhornte Mundschleimhaut schützt den Gaumen, die Oberseite der Zunge und das Zahnfleisch. Die unverhornte befindet sich an den Innenseiten der Wangen, der Unterseite der Zunge und am Mundboden. Kann man auch **FÜHLEN**, oder? Auf unserer Mundschleimhaut wimmelt es nur so vor Pilzen, Viren und Bakterien. Und das ist (in einer gesunden Mundflora) auch gut so. Außerdem wehren Abwehrzellen wie Lymphozyten und Makrophagen Krankheitserreger ab. Im Prinzip geht es in der Mundflora zu wie im Darm. (Siehe auch *Reinigt eine Darmreinigung den Darm?*) Sind die Mikroorganismen in einem guten und gesunden Gleichgewicht, arbeiten sie für uns und **VERHINDERN** Infektionskrankheiten und Entzündungen. So, jetzt kommt der Speichel ins Spiel, denn der vermischt sich ja bei Knutschenden. Speichel bedeckt die Mundschleimhaut und hat eine reinigende und antibakterielle Wirkung. Damit ist auch Spucke wichtig für die Abwehr von Krankheitserregern. Zwar nicht von allen, aber das Humane Immundefizienz-Virus hat keine Chance. Kurzum: Spucke ist hier nicht **INFEKTIÖS!** Das Gleiche gilt auch für Schweiß und Tränenflüssigkeit. Selbst wenn sich, zum Beispiel durch Zahnfleischbluten, infiziertes Blut im Mundraum befindet, wird es durch den Speichel so sehr verdünnt, dass es beim Küssen nicht zu einer Ansteckung mit dem HI-Virus kommen kann.

Nun werden aufmerksame und medizinbegeisterte Leserinnen denken: »Wie, **SPEICHEL** ist nicht infektiös? Was ist denn mit der berühmten Tröpfcheninfektion?«

Richtig, bestimmte Krankheitserreger sind natürlich mit dem Speichel übertragbar: Herpes-, Grippe- und Erkältungsviren zum Beispiel. Ebenso das Epstein-Barr-Virus, verantwortlich für das Pfeiffer'sche Drüsenfieber. Eine HIV-Infektion aber kann durch Speichel nicht erfolgen, weil die Virenanzahl und -konzentration einfach zu **GERING** sind.

Bis heute wird weiter (bisher erfolglos) an einem Impfstoff oder einer Therapie geforscht, die das HI-Virus ausmerzt. Bis dato ist eine HIV-Infektion nicht heilbar, und es gibt eben leider auch (noch) keinen Impfstoff. Allerdings gibt es gute Medikamente, die es unterdrücken und in Schach halten können. Mitunter ist dann die Virenlast so gering, dass sich ein Mensch bei seinem HIV-positiven Partner selbst beim Sex nicht anstecken kann! Diese Medikamente können vor allem verhindern, dass das HI-Virus Aids auslöst.

**Küssen ist ungefährlich! Man kann sich nicht mit Aids anstecken. Und beim Kuscheln und Anfassen übrigens auch nicht. Also: mehr kuscheln, weniger Panik!**

# SÜSSIGKEITEN MACHEN ZUCKERKRANK!

Ich liebe ja Weingummikirschen und knallgrüne Fruchtgummifrösche. Könnte ich pfundweise verdrücken, und das mache ich auch manchmal. »Zuckerkrank« bin ich aber trotzdem nicht. Glück gehabt, könnte man denken. Und ja, das hat auch ein ganz kleines bisschen mit Glück zu tun. Dazu kommen wir aber noch.

Die Frage klingt erst mal logisch: Zuckerkrankheit muss was mit Zucker zu tun haben. Hat sie auch. Aber was genau? Zuckerkrankheit heißt auf medizinisch: Diabetes mellitus. Der Begriff ***DIABETES*** stammt aus dem Griechischen und bedeutet hindurchfließen, *mellitus* kommt aus dem Lateinischen und heißt: **HONIGSÜSS**. Das klingt total schön, und man denkt, es kann ja nicht schlecht sein, wenn etwas honigsüß durch uns hindurchfließt. Der Meinung bin ich auch, aber bei zu viel Honig kann es ziemlich widerlich klebrig werden. Zu viel – da liegt ja meistens der Hase im Pfeffer. (Leider! Ehrlich gesagt, zu viel Weingummikirschen kann es eigentlich gar nicht geben!) Okay, legen wir los!

Diabetes mellitus ist eine **STOFFWECHSELERKRANKUNG**, genauer gesagt: eine krankhafte Störung des Zuckerstoffwechsels. Und wahrscheinlich habt ihr schon mal von den zwei Typen gehört: 1 und 2. Wir konzentrieren uns zunächst mal auf den Diabetes mellitus Typ 2, der kommt nämlich viel häufiger vor als Typ 1. (Typ 1 hat völlig andere Ursachen, ist meist angeboren und hat überhaupt nichts mit Süßigkeiten zu tun.) Bei der Frage, ob man Diabetes bekommt, wenn man viel Süßes isst, denken die meisten wahrscheinlich an Gummibärchen, Schokolade und Cremetörtchen – **ZUCKERBOMBEN** eben. Aber um die Entstehung von Diabetes mellitus zu verstehen, müssen wir uns genauer mit dem Zuckerstoffwechsel beschäftigen. Denn hier geht es nicht nur um Süßkram und Zucker. Hier geht es auch um Kohlenhydrate, die bestehen nämlich aus Zuckermolekülen. Also Kohlenhydrate, die zum Beispiel in Reis, Brot, Hafer, Hülsenfrüchten, Kartoffeln und Nudeln enthalten sind. Auch Süßigkeiten bestehen übrigens nicht nur aus Zucker, sondern auch aus Kohlenhydraten. Die Begriffe Zucker und **KOHLENHYDRATE** werden meist synonym gebraucht, das ist aber tatsächlich falsch. Kohlenhydrate zählen gemeinsam mit den Fetten und Eiweißen zu den drei Grundnährstoffen. Kohlenhydrate liefern uns wichtige Energie, wir brauchen sie für etliche Stoffwechselvorgänge, insbesondere auch für unsere Muskeln und unser Gehirn. Die mit der Nahrung aufgenommenen Kohlenhydrate werden im Magen-Darm-Trakt aufgespalten und als **GLUKOSE** (Traubenzucker), Fruktose (Fruchtzucker) und Galaktose (auch Schleimzucker genannt) ins Blut aufgenommen. Erste logische Folge: Der **BLUTZUCKERSPIEGEL** steigt an. Dann geht es von da weiter in die Körperzellen, die aus den Zuckermolekülen Energie gewinnen. Allein unser Gehirn braucht pro Tag ungefähr zehn Esslöffel Traubenzucker! Genial, oder? Ich meine, das muss man sich mal vorstellen: Da kommt ein Risotto mit Steinpilzen an, und am Ende schwimmt es (zumindest teilweise) als Traubenzucker-Energie in unserer Blutbahn rum und wird da angeliefert, wo es benötigt wird: beispielsweise in den **GEHIRNZELLEN** oder in den Beinmuskeln. (Ein Verdauungsspaziergang ist übrigens nicht nur nach einem Risotto immer empfehlenswert!) Und da wir nicht immer viel Energie verbrauchen, weil wir schlafen oder einfach nur mal **CHILLEN**, können die in Glukose umgewandelten Kohlenhydrate auch gespeichert werden. Bis wir dann wieder was brauchen.

Glukose, die ihr nicht verbraucht, wird in der Leber und den Muskelzellen als Glykogen gespeichert. Wenn die Speicher aber voll sind, wird überschüssige Glukose in Fett umgewandelt und in eurem Fettgewebe gespeichert. Zu viel Kohlenhydrate können sich also in Fett verwandeln und sitzen dann auf den Hüften oder am Bauch.

Zurück zur »Zuckerkrankheit«. Denn jetzt kommt das berühmt-berüchtigte **INSULIN** ins Spiel. Insulin ist enorm wichtig für den oben beschriebenen Vorgang (also für den Stoffwechsel), weil es die Glukose in die Zellen befördert, wo sie gebraucht wird. Insulin ist ein Hormon, das in der Bauchspeicheldrüse **(PANKREAS)** hergestellt wird. Essen wir also kohlenhydratreiche Kost (ein leckeres Kartoffelgratin mit goldgelbem Käse überbacken), lässt die daraus gewonnene und aufgenommene Glukose den Blutzuckerspiegel ansteigen. Das ist das Signal für die Bauchspeicheldrüse, und die schüttet nun Insulin aus, damit das Hormon dem Traubenzucker, sprich der Energie, hilft, in die Körperzellen zu gelangen. Insulin ist wie der **SCHLÜSSEL**, der die Zellen für den Zucker aufschließt. Die Glukosemenge im Blut baut sich also mit Hilfe des Insulins ab und wird in den Muskeln oder im Gehirn in Energie umgewandelt. Und somit sinkt auf natürliche Weise der Blutzuckerspiegel wieder ab. Merke: Insulin ist gut, weil es

Der HbA1c-Wert ist ein Wert für das Langzeitgedächtnis des Blutzuckers (BZ). Er zeigt an, dass über einen langen Zeitraum (circa zwei bis drei Monate) der BZ-Wert erhöht war, und wird standardmäßig bei Verdacht auf Zuckerkrankheit bestimmt. Meine Empfehlung: Wenn ihr nicht sicher seid, ob euer Blutzuckerwert in Ordnung ist, einfach mal bei einer Blutuntersuchung durch den Hausarzt mitbestimmen lassen.

Zucker aus dem Blut in die Zelle befördert, wo er als **ENERGIE** benötigt wird. Aber jetzt kommen wir zum Problem: Diabetes mellitus Typ 2 bedeutet, dass der Blutzuckerspiegel dauerhaft erhöht ist, weil die aus den Kohlenhydraten gewonnene Glukose im Blut nicht **ORDNUNGSGEMÄSS** weiterverarbeitet werden, also in die Zellen gelangen kann. Dann sinkt der Blutzuckerspiegel in der Folge nicht mehr ab, wie es normal und gut wäre, sondern ist dauerhaft erhöht. Was nicht gut ist. (Die Folgen: Müdigkeit, Muskelschwäche bis hin zur Schädigung der Blutgefäße.) Wie kann das passieren, klappt da was mit dem Insulin nicht mehr? Richtig! Es gibt, vereinfacht gesagt, zwei Ursachen beziehungsweise Probleme: Es wird nicht mehr genug Insulin produziert oder seine Wirkung lässt nach. Und ohne die **HILFE** des Insulins kommt die Glukose aus dem Blut nicht raus. Keine Chance.

Wie aber kann es dazu kommen? Normalerweise funktioniert dieses System einwandfrei, das Insulin wird nicht plötzlich von heute auf morgen einfach so **STREIKEN**. Auch die Bauchspeicheldrüse stellt nicht aus Lust und Laune die Insulinproduktion ein. Es ist ein schleichender Prozess. Und dafür haben wir die Verantwortung. Wenn sich über einen längeren Zeitraum zu viel Glukose im Blut befindet, ist der Blutzuckerspiegel dauerhaft **ERHÖHT**, was langfristig die Entstehung von Diabetes Typ 2 begünstigt. Die Zellen werden immer müder und sind dauerhaft an einen erhöhten Insulinspiegel gewöhnt, weil ja ständig zu viel Glukose rumschwimmt. Sie passen sich an. Das heißt, damit die Zelle ihre Tore öffnet, um Glukose aufzunehmen, braucht sie mehr von dem Botenstoff Insulin. Sonst bequemt sie sich gar nicht erst. Wäre ja noch schöner, wo sie den ganzen Zucker ja schon gar nicht mehr aufnehmen kann! (Ständig Süßkram, Kuchen, Weißmehl – wo soll das denn alles hin? Da soll die Pankreas gefälligst liefern!) Diesen Umstand bezeichnen wir als **INSULINRESISTENZ**. Die Zellen werden also resistent gegen die Insulinwirkung beziehungsweise reagieren nur noch, wenn **UNMENGEN** davon da sind. Und diese Insulinresistenz beginnt meist schon viele Jahre bevor eine Diabetes-mellitus-Typ-2-Erkrankung festgestellt wird. Zuerst reagieren die Körperzellen nicht mehr wie gewünscht auf das Insulin. Sie brauchen immer mehr davon, um Glukose aufnehmen zu können. Das leuchtet ja ein: Viel Glukose braucht viel Insulin. Wenn also, bildlich gesprochen, bei einem gesunden Zuckerstoffwechsel »eine Portion Insulin« ausreicht, werden jetzt »zwei Portionen« benötigt. Das bedeutet natürlich zwangsläufig, dass die Bauchspeicheldrüse immer mehr Insulin herstellen muss. Das schafft die aber über einen längeren Zeitraum nicht, die insulinproduzierenden Zellen sind dann schlicht überarbeitet und können sogar absterben. Die Folge: Insulinmangel. **ERROR!** Also stellt dann irgendwann auch die Bauchspeicheldrüse ihre Arbeit wegen Überlastung ein: Sie hisst quasi die weiße Flagge. Ein Teufelskreis. Erst soll sie Unmengen produzieren, damit wir überhaupt noch Zucker verstoffwechseln können, und dann … **BURNOUT** auf Ansage. Dann gibt es gar kein Insulin mehr. Und was das heißt, könnt ihr euch denken. Jetzt braucht ihr Medikamente und ärztliche Hilfe. Ohne Behandlung kann ein Insulinmangel zum sogenannten diabetischen Koma führen, eine lebensgefährliche Stoffwechselentgleisung, auch hyperglykämische Entgleisung genannt. Es treten Symptome wie Schwindel, Übelkeit, Erbrechen, Sehstörungen auf. Das ist dann ein absoluter Notfall! Eine Hyperglykämie muss im Krankenhaus sofort mit der Gabe von Insulin behandelt werden. Zu viel Glukose (also auch durch Zuckerkonsum) führt zu einem erhöhten Insulinbedarf, und die Überproduktion hat eine **ERSCHÖPFUNG** der insulinproduzierenden Zellen zur Folge. Dann können die einfach nicht mehr.

**Symptome bei Insulinresistenz:**

- Starker Durst
- Häufiges Wasserlassen
- Müdigkeit, Schwäche, Schwindel
- Sehverschlechterung
- Trockene Haut
- Appetitlosigkeit im Wechsel mit Hungerattacken
- Potenzstörung/Libidoverlust

Es ist aber nicht der zügellose Verzehr von Süßigkeiten allein, der zu Diabetes mellitus Typ 2 führt. Eine ungesunde Ernährung insgesamt (ballaststoffarm, fett- und zuckerreich), Bewegungsmangel und Übergewicht können das Risiko erhöhen. Und, apropos **GLÜCK** oder Pech, es spielen auch genetische Faktoren eine Rolle. Wenn der Vater oder die Mutter an Diabetes mellitus Typ 2 erkrankt ist, besteht eine hohe Wahrscheinlichkeit, ebenfalls eine Insulinresistenz zu entwickeln und in der Folge an Diabetes zu erkranken. Für Betroffene ist es besonders wichtig, sich gesund und ausgewogen zu ernähren und sich regelmäßig zu bewegen. Nur so kann man das **RISIKO** effektiv minimieren. Und wer nicht erblich vorbelastet ist, hat zwar Glück, sollte sich aber darauf alleine nicht verlassen! Früher wurde Diabetes mellitus Typ 2 gerne als »Altersdiabetes« bezeichnet, aber in den letzten Jahren erkranken leider auch zunehmend Jugendliche und junge Erwachsene daran. Nur weil du jung bist und nicht erblich **VORBELASTET**, bist du vor einer Erkrankung an Diabetes mellitus Typ 2 nicht automatisch sicher.

Was kann man bei einer Insulinresistenz machen? Erste Maßnahmen: regelmäßige Bewegung, Ernährung umstellen und gegebenenfalls das Körpergewicht reduzieren. Bei der Ernährung spielt der glykämische **INDEX** (GI) eine entscheidende Rolle: Der zeigt an, wie stark und schnell die Kohlenhydrate eines Lebensmittels den Blutzuckerspiegel erhöhen. Also je geringer der GI, desto langsamer und geringer steigt der Blutzuckerspiegel an. Und auf dem sogenannten »Index« stehen die »verbotenen« Nahrungsmittel, also jene, die den Blutzuckerspiegel in **NULLKOMMANIX** in die Höhe treiben. Mit Hilfe des GI kann man ermitteln, wie stark fünfzig Gramm Kohlenhydrate aus einem Nahrungsmittel den Blutzuckerspiegel innerhalb von zwei Stunden ansteigen lassen. **TRAUBENZUCKER** (zur Erinnerung: Glukose!) ist dabei mit 100 der wichtigste Referenzwert, weil er den Blutzucker am schnellsten und heftigsten in die Höhe treibt. Lebensmitteltabellen und andere Informationen zum glykämischen Index findest du bei deiner Krankenkasse oder im Netz. Hier ein paar Beispiele:

**Hoher GI (mehr als 70):**

- Traubenzucker
- Reis
- Gekochte Kartoffeln
- Pommes
- Weißbrot

**Mittlerer GI (55–70):**

- Rosinen
- Haferflocken

**Geringer GI (weniger als 55):**

- Möhren
- Äpfel
- Spaghetti »al dente«
- Sojadrink
- gekochte Linsen
- Nüsse
- rohe Tomaten
- Haferflocken

Die Körperzellen werden in der Folge einer Ernährungsumstellung (hoffentlich!) wieder empfindlicher für das Insulin (»eine Portion« reicht dann aus!), der Insulinbedarf sinkt, und die Bauchspeicheldrüse muss nicht mehr wie im **AKKORD** produzieren. Wenn das nicht genügt, muss medikamentös nachgeholfen werden. Und wenn das auch nicht den gewünschten Erfolg hat, muss sogar beim Typ 2 Insulin gespritzt werden. Lass es nicht so weit kommen, wenn dein Blutzuckerspiegel zu hoch ist, ist das ein **WARNSIGNAL!**

**Der Vollständigkeit halber:**

## Diabetes mellitus Typ 1

- beginnt oft schon im Kindes- oder Jugendalter
- ist eine Autoimmunerkrankung
- hier werden die Insulin produzierenden Zellen der Bauchspeicheldrüse angegriffen, Insulin kann nicht mehr produziert werden
- ist bisher leider nicht heilbar
- Betroffene müssen ihr ganzes Leben lang Insulin spritzen

**Du wirst nicht automatisch zuckerkrank, wenn du viele Süßigkeiten isst. (Das weiß ich aus eigener Erfahrung!) Aber ein exzessiver Zuckerkonsum kann Diabetes mellitus Typ 2 natürlich begünstigen. Wenn man also die Finger von Weingummikirschen und -fröschen nicht lassen kann, sind eine insgesamt gesunde Ernährung und ausreichend Bewegung oder Sport doppelt wichtig.**

# BEKOMME ICH KRAMPFADERN, WENN ICH DIE BEINE ÜBEREINANDER-SCHLAGE?

Es gibt ja Menschen, die schlagen beim Sitzen nicht nur die Beine übereinander, sie verhaken das übergeschlagene Bein auch noch hinter der Wade des anderen. Aua! Ich bekomme nicht mal einen Kusselkopf (kennt ihr auch als **PURZELBAUM**) hin, ohne mich zu verletzen, geschweige denn gordische Knoten mit meinen Beinen. Ob das bequem ist? Keine Ahnung, für mich definitiv nicht. Vielleicht auch nicht so super für die Gelenke, aber das ist eine andere Frage, und da müssten wir einen Orthopäden fragen. Gut, da sitzt nun eine Dame (sind ja meistens Frauen, die so sitzen) mit einem Bein locker über das andere gelegt. Das kann ich auch! **ELEGANT**. (Okay, zugegeben, bei mir manchmal fraglich.) Sieht gut aus, ist sicher auch bequem. Aber ist das irgendwie gesundheitsschädlich? Wird da jetzt Blut abgeklemmt? Das habe ich auch schon des Öfteren gehört: »Kind, schlag die Beine nicht übereinander! Das gibt Krampfadern!« Aber ist das wirklich so?

Eine super Gelegenheit, mal in die Welt der **PHLEBOLOGIE** einzutauchen: Erkrankungen des Venensystems. (Achtung, Scrabble-Spieler!) Das ist schon alleine deshalb interessant, weil der Großteil (75 Prozent) unserer Blutgefäße aus Venen besteht. Die haben ganz unterschiedliche Durchmesser, von mikrometerklein bis an die zehn Millimeter groß. Sie erledigen tagein, tagaus ihren Job, ohne Unterbrechung. Zeit, ihnen mal die verdiente **AUFMERKSAMKEIT** zu widmen. Machen wir kurz einen kleinen Grundkurs zum Thema Venen, Arterien und Blutkreislauf:

Unsere Arterien haben die wichtige Aufgabe, unsere Zellen mit Sauerstoff und Nährstoffen zu versorgen. Dazu transportieren sie das mit Sauerstoff angereicherte Blut vom Herz weg zu den Organen und in die Muskeln, sprich in unseren gesamten Organismus, der Sauerstoff wird also bis in die kleinsten Ecken und Winkel verteilt. Die Arterien sind sozusagen mit vollen Koffern unterwegs und laden überall ab. Der Weg zurück erfolgt über die **VENEN**, die Koffer sind nun (fast) leer, und das sauerstoffarme Blut wird wieder zum Herz und in die Lunge befördert, damit dort wieder neu geladen werden kann. Auf der Arterien-Allee hin, auf dem Venen-Weg zurück. Kann man sich gut merken. In uns erstreckt sich von Kopf bis Fuß ein Arterien- und Venengeflecht, das wie ein Stadtplan aus kleinen und größeren Blutgefäßen aussieht. Einige Blutgefäße liegen tief unter der Haut im Körper, andere an der **OBERFLÄCHE**, damit alles gut durchblutet wird. Gut zu sehen und zu ertasten sind zum Beispiel die großen Venen in der Armbeuge oder auf dem Handrücken, die Ärzte oder medizinisches Personal gerne zur Blutabnahme anzapfen. Manchmal kann man aber auch dicht unter der Haut an den Beinen oder in den Kniekehlen Geflechte feiner Hautvenen sehen, sogenannte **BESENREISER**.

**Was sind Besenreiser?**
Dauerhaft erweiterte Blutgefäße, also schwach ausgeprägte Krampfadern (Varizen). Millimetergroße bläuliche oder rote Venengeflechte an den Ober- und Unterschenkeln. Sie sind meist harmlos, können aber zu einer Venenschwäche und größeren Varizen führen. Treten diese feinen Venen im Gesicht auf, spricht man von Teleangiektasien.

Und für euch noch echtes Klugscheißerwissen: Würde man alle Blutgefäße eines Menschen aneinanderreihen, könnte man damit die Erde locker zweimal umrunden. Wir kommen auf sage und schreibe 100 000 Kilometer! Zoomen wir jetzt mal von der Hautoberfläche, der **EPIDERMIS**, in die Beine, denn dort bilden sich in den meisten Fällen Varizen, wie wir Profis die unschönen Krampfadern nennen:

Wir haben oberflächliche und tiefe Beinvenen, die allesamt mit zahlreichen Klappen (Ventilen) ausgestattet sind, damit das Blut nicht nach unten sackt, sondern zurück zum Herz fließen kann. In diesem **EINBAHNSTRASSENSYSTEM** befinden sich besonders viele Venenklappen dort, wo das Blut entgegen der Schwerkraft fließen muss, eben zum Beispiel in den Beinen. Die oberflächlichen Beinvenen transportieren das Blut in die tieferen Venen, dort angekommen, wird das sauerstoffarme Blut wieder zurück zum Herz befördert. Hilfe bekommen die Venen und Klappen dabei von unseren Beinmuskeln, die das Blut zusätzlich wieder nach oben pumpen. Denn: Arterien besitzen eine Muskelwand, die können aktiv selbst pumpen, Venen eben nicht. Die bedienen sich unserer Muskeln und Klappen. Ein gut durchdachter Kreislauf, aber wenn der gestört ist, können sich **VARIZEN** bilden.

Dafür gibt es zwei Ursachen. Erstens das primäre Krampfaderleiden, die primäre Varikose: Gemeint ist ein **RÜCKSTAU** des Blutes in den oberflächlichen Venen. Dafür verantwortlich sind schwache Venenwände und Venenklappen. Die Ventile schließen nicht mehr richtig, das Blut fließt in die falsche Richtung zurück und staut sich in den Beinen. Ein weiterer Faktor ist ein zu geringer **DRUCK** auf die Venen, weil die Beinmuskeln (Venen-Muskel-Pumpe) zu wenig mitarbeiten. Grund: Wir sitzen oder stehen zu lange. Das Blut hat es einfach schwerer, wieder zurück zum Herz zu fließen. Zweitens das sekundäre Krampfaderleiden, die sekundäre **VARIKOSE:** Hier liegt das Problem in den tiefen Beinvenen, wo der Blutfluss möglicherweise durch Thrombosen oder infolgedessen durch beschädigte Venenklappen behindert wird.

Bei einer Thrombose bildet sich im Blutgefäß ein Blutgerinnsel und behindert den reibungslosen **BLUTFLUSS**. Das Blut sucht sich nun den Weg durch die oberflächlichen Beinvenen. Auf Dauer sind die aber durch die Zusatzarbeit überlastet und erweitern sich. Bedeutet also, Varizen bilden sich immer in den oberflächlichen Venen, auch wenn die Ursache dafür in den tiefen Venen liegt. Und deshalb sieht man die unschönen blauen und roten »**WÜRMER**« leider, wenn sie sich auf den Oberschenkeln oder Waden schlängeln.

### So entstehen die »bläulichen Würmer«

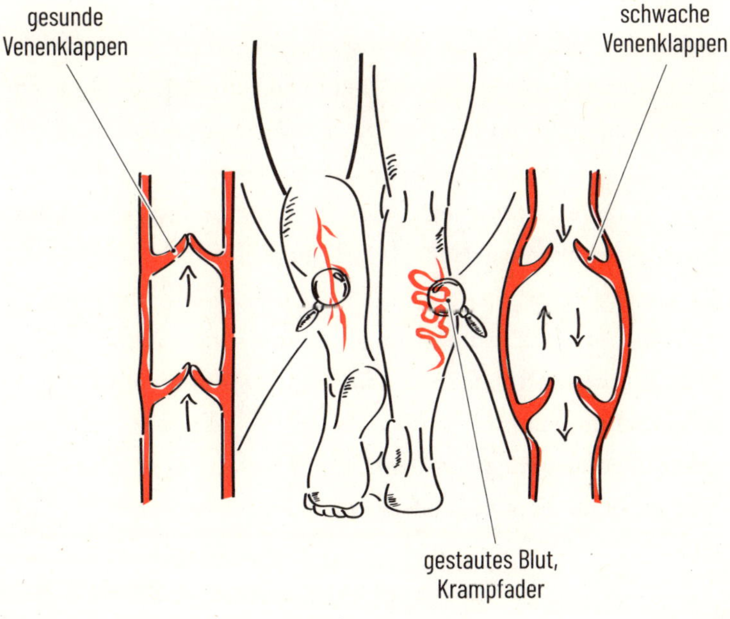

**Vorsicht bei Thrombosen!**

Die tiefe Venenthrombose (TVT) bildet sich in den tiefliegenden Venen (meist in den Beinen), dabei verschließt ein Blutgerinnsel (Thrombus) das Blutgefäß. Kleine Thrombosen merkt man mitunter gar nicht, sie richten meist keinen großen Schaden an (aber verursachen evtl. Varizen!) und können auch von alleine wieder verschwinden. Größere hingegen können sich unangenehm bemerkbar machen.

**Symptome:** Schmerzen, Schwellungen, häufige Muskelkrämpfe und Druckempfindlichkeit

In der Folge können sie sogar lebensgefährlich werden, deshalb sollte eine TVT auch sofort behandelt werden! Denn wenn sich das Blutgerinnsel löst und mit dem Blut weiter bis zur Lunge transportiert wird, nennen wir das Lungenembolie.

Ein Embolus ist nichts anderes als ein verschleppter Thrombus. Gelangt der in die Lunge, kann diese schlechter Sauerstoff aufnehmen und $CO_2$ (Kohlenstoffdioxid) loswerden. Dann kann sich das Blut je nach Ausmaß bis Richtung Herz zurückstauen. Hier droht Herzversagen! Bei Atemnot, Brustschmerzen und Husten mit blutigem Auswurf müsst ihr sofort die 112 rufen.

**Ursachen für Thrombosen sind z. B.:**

- Längere Bettruhe (u. a. nach einem Beinbruch oder Operationen)
- Blutgerinnungsstörungen
- Verletzung der Blutgefäße (z. B. nach OP)

Varizen entstehen also, wenn sich das Blut dauerhaft in den oberflächlichen Venen staut und sie dadurch dehnt. Mit der Zeit treten dann einzelne Venen als **KRAMPFADERN** hervor. Grundsätzlich sind die nicht gefährlich und müssen auch nicht zwangsläufig operativ entfernt werden. Wenn sie allerdings Schmerzen oder müde Beine verursachen, verhärten oder thrombosieren, kann man Varizen entfernen lassen. Meistens geschieht das auch aus kosmetischen Gründen. Man kann sich also ziemlich gut bildlich vorstellen, dass sich durch einen Blutstau die oberflächlichen Venen weiten und irgendwann auf den Beinen sichtbar hervortreten.

Mit Krampf haben Varizen nichts zu tun, sie wurden in grauer Vorzeit (mittelhochdeutsch) als »Krummadern« bezeichnet. Und aus »Krumm« ist dann wohl irgendwann »Krampf« entstanden.

Doch kann das **ÜBERSCHLAGEN** der Beine dafür verantwortlich sein? Nein. Der Hauptrisikofaktor für Varizen ist eine genetische Veranlagung, eine angeborene Bindegewebsschwäche beziehungsweise Venenwandschwäche. Und dann kann langes Stehen und Sitzen natürlich Krampfadern begünstigen. Besonders Menschen, die zum Beispiel den ganzen Tag (stehend) im Verkauf, in der Gastronomie oder an der Kasse (sitzend) arbeiten, haben abends »schwere« Beine. Aber nicht alle haben deshalb automatisch Varizen. Wenn Vater, Mutter oder Großeltern schon **VORBELASTET** sind oder waren, besteht einfach ein erhöhtes Risiko. Hier könnte viel und langes Sitzen und Stehen das Problem sein, nicht die bevorzugte Beinstellung. Dann muss die Venen-Muskel-Pumpe in Gang gebracht werden. Heißt: gehen, joggen, Rad fahren, egal, Hauptsache Bewegung, damit die Durchblutung angeregt wird und kein dauerhafter **BLUTSTAU** entsteht. Weitere Faktoren, die Varizen begünstigen: Alter, Bluthochdruck, Venenthrombose (sekundäre Krampfadern, TVT, siehe Kasten) und Übergewicht.

---

**Schuld an Krampfadern ist also nicht die Sitzhaltung – sondern vor allem Veranlagung und leider auch zunehmendes Alter. Die Beine übereinanderzuschlagen führt bei gesunden Venen nicht zu Krampfadern. Das wurde übrigens auch nie durch Studien oder Untersuchungen bestätigt. Wer aber eine Varizen-Veranlagung hat, sollte sich regelmäßig bewegen. Im Laufen kann man ja auch schlecht die Beine übereinanderschlagen. Und der eine oder die andere soll ja selbst beim Laufen elegant aussehen! ☺**

---

# DU BIST
# EIN WUNDER!
# UND WAS FÜR
# EINS!

Da »wohnen« wir unser ganzes Leben lang in unserem Körper und machen uns nur selten Gedanken darüber, wie phantastisch er eigentlich ist! Wir denken nicht drüber nach, was unser Körper den ganzen Tag leistet, wie er funktioniert, sich regeneriert und kommuniziert. Wir haben ein Wunderwerk und schenken diesem kaum Aufmerksamkeit. Wer oder was auch immer sich dieses absolut perfektionierte System ausgedacht hat, ist ein Zauberer. Ja, die Evolution hat alles dafür getan, jedes Lebewesen perfekt an sein Umfeld anzupassen, und wir entwickeln uns weiter und weiter. Wir rennen schneller, werden intelligenter, größer. Wir produzieren Hormone, die gute Laune machen; Neurotransmitter, die Informationen in einem rasanten Tempo übertragen und so dafür sorgen, dass wir rechtzeitig aufs Klo gehen. Wir besitzen Organe, die Giftstoffe rausfiltern, Immunzellen, die Krankheitserreger aufspüren und unschädlich machen. Alles der Wahnsinn!

Hinter uns liegen viele Fragen und Behauptungen mit den entsprechenden Antworten – und ich bin mir sicher, ihr könnt jetzt ziemlich cool unsinnige Sprüche mit ein paar Sätzen widerlegen und es sogar begründen. Oder bei der nächsten Familienfeier Tante Gabi erklären, dass eine Nierenbeckenentzündung nichts mit kalten Füßen zu tun hat, sondern mit Bakterien. Und warum ihr der ganze Stress tatsächlich auch auf den Magen schlagen kann und dass sie mal ihren Vagusnerv stimulieren sollte. Atmen, Tante Gabi, atmen! Ihr könnt sie beruhigen, dass Onkel Herbert auch nach der dritten Gänsekeule nicht platzen wird und der so dringende Verdauungsschnaps aus gutem Grund durch einen Kräutertee zu ersetzen ist. Merkt euch das Gesicht, wenn ihr ihm stattdessen eine Tasse Löwenzahntee serviert. Ja, das ist bitter (der

Tee statt Schnaps für Onkel Herbert) und schmeckt auch so, aber genau das ist gut! Und ihr wisst jetzt auch, warum.

Nicht dass ihr denkt, ich hätte dieses Buch geschrieben, damit ihr Spaßverderber und Klugscheißer werdet! (Okay, vielleicht ein bisschen … ☺) Nein, ganz im Gegenteil! Ich möchte, dass ihr euren Körper (in gesunden wie in kranken Zeiten) von nun an mit anderen Augen seht. Innen wie außen. Und es wäre toll, wenn ihr auch Freundinnen, Verwandte und Bekannte für »endlich verständliche Medizin« oder überhaupt mal für Medizin begeistern würdet. Fragt bitte einfach mal im Bekanntenkreis (oder euch selbst), wo die Milz sitzt. Was sie macht und wie groß sie ist. Warum haben wir eine Bauchspeicheldrüse? Ihr werdet überrascht sein, vielleicht sogar geschockt, wie wenig Menschen sich mit ihrem Körper auseinandersetzen. Und auch Kinder kann man schon früh mit ihrem Körper und all den faszinierenden Vorgängen vertraut machen – das sollten wir sogar! Nichts in unserem Organismus geschieht zufällig, alles hat seinen Sinn, und deshalb kann man auch alles plausibel erklären. Und es macht sogar Spaß zu wissen, wie was warum funktioniert. Warum ein Stück Schokolade (beziehungsweise Glukose und Kohlenhydrate) Energie für unsere Zellen ist. Aber eben auch, warum zu viel Zucker den Stoffwechsel belastet und was dann in unseren Blutgefäßen passiert. Und warum es deshalb wichtig ist, dass man sich diese Energie auch über eine Banane oder ein Vollkornbrot holen kann.

Unser Körper funktioniert und reagiert 24 Stunden rund um die Uhr: auf Hitze, Kälte, Nahrung, Viren, Bakterien, Pilze, Keime, Stress, Gefühle, Verletzungen, Sinnesreize. Alles löst eine Reaktion im Körper aus, und wir haben auf alles Mögliche Einfluss. Aber nicht zu hundert Prozent, vieles erledigt unser Organismus selbständig und das macht er von Natur aus eigentlich immer zu unserem Besten. Der will uns nicht schaden, der will Harmonie und Ausgleich. (Wie hieß das noch gleich? Richtig: Homöostase!) Dafür sollten wir dankbar sein. Und natürlich kann der auch mal eine durchzechte Nacht wegstecken, zwei Tüten Gummibärchen oder Chips und eine Fastfood-Orgie. Auch stressige Zeiten hauen uns nicht gleich aus den Socken, genauso wenig wie Bakterien oder Viren. Dafür haben wir eine Kläranlage, Polizistenzellen, ein Reinigungs-, Entgiftungs- und Nervensystem.

Unser Körper ist also ein wahres Wunderwerk! Eine Hochleistungsfabrik: Blutkreislauf, Atmung, Organfunktionen, Verdauungssystem, Reinigung, Entgiftung, Stoffwechsel, die Kommunikationswege der verschiedenen Nervensysteme mit Sinnesorganen, Botenstoffen und Hormonen, die Bauch-Hirn-Achse und nicht zu vergessen: der ganze Bewegungsapparat mit Muskeln, Sehnen und Gelenken. Einer perfekt ausgeklügelten Kommunikationsleistung haben wir es zu verdanken, dass wir jeden neuen schönen Tag (mehr oder weniger) schadlos überleben. Wir können atmen, ohne darüber nachzudenken, laufen, tanzen, Fahrrad fahren, ohne mit den Beinen sprechen zu müssen, wir dürfen verdauen und Pipi machen und so auch noch unerwünschte, schädliche Stoffe loswerden. Unzählige Reize treffen von morgens bis abends auf unsere fünf Sinne, und die zuständigen Nerven wissen sofort ganz genau, was sie dann tun müssen. Und wenn Viren oder Bakterien sich breitmachen, marschiert eine Sicherheitstruppe los und spürt die Eindringlinge auf. Und nicht nur das: Sie bekämpft und vernichtet sie!

## Hier noch mal ein zusammenfassender Überblick über das Körper-Wunderwerk:

### Der Blutkreislauf (zwei Systeme)

Besteht aus Herz und Blutgefäßen.

**System 1** (der große Körperkreislauf)

- durchblutet Organe, Gewebe, Zellen
- versorgt sie mit Sauerstoff und Nährstoffen

**System 2** (der kleine Lungenkreislauf)

- versorgt das Blut mit frischem Sauerstoff
- gibt Kohlendioxid über die Ausatmung ab

### Die Blutbildung (Hämatopoese)

**Bitte merken: Blut ist ein flüssiges Organ.**

- Blutzellen werden im Knochenmark gebildet (täglich mehrere Milliarden).
- Rote und weiße Blutkörperchen (und Blutplättchen) entwickeln sich im Knochenmark aus sogenannten Stammzellen.
- Vor der Geburt ist die Milz zentral an der Bildung roter Blutkörperchen beteiligt.
- In der Milz (Blutfilter) werden alte und schwache Erythrozyten (rote Blutkörperchen) herausgefiltert und abgebaut. (Jaaaaa. Die Milz – auch die hat 'ne wichtige Aufgabe!)

### Das Verdauungssystem

(Mund, Speiseröhre, Magen, Dünn-, Dick- und Mastdarm, After)

**Zuständig für**

- Aufnahme von Nahrungsmitteln
- Aufspaltung und Aufnahme der Nährstoffe
- Ausscheidung nicht verdaulicher Stoffe aus der Nahrung

## Organe, die außerhalb des Verdauungstrakts liegen, aber an der Verdauung beteiligt sind

- Bauchspeicheldrüse (produziert u. a. Insulin), Leber (mit Gallenflüssigkeit), Gallenblase
- Darm-Hirn-Achse (wechselseitige Beziehung, Einfluss von Gefühlen auf Verdauungssystem)

## Das Harnsystem

**Nieren**

- filtern schädliche Stoffe (Medikamente, Drogen, Gifte) aus dem Körper
- produzieren Harn und scheiden damit schädliche Stoffe aus
- regulieren den Flüssigkeitshaushalt

## Die Nervensysteme (ZNS, PNS, ANS)

- **Sympathikus:** Leistungssteigerung, Aktivität, Aufmerksamkeit
- **Parasympathikus:** Ruhe und Erholung; Ausschüttung und Wirkung von Transmittern (Botenstoffen), Hormonen
- **Vagusnerv:** Hauptnerv des Parasympathikus; Reizaufnahme und -verarbeitung über Sinnesorgane, Nervenzellen, Rezeptoren

## Das Immunsystem

Knochenmark, Milz, Mandeln, Lymphknoten, Makrophagen, Killerzellen u. a.

- aktiviert Abwehrzellen
- bekämpft Krankheitserreger (im Gewebe, im Blut, in der Haut)
- spürt Bakterien, Keime auf und zerstört sie
- bekämpft Viren

**Der Bewegungsapparat**

Knochen, Gelenke, Bänder, Sehnen, Muskeln, Faszien (Fasern und Bindegewebszellen, die Muskeln und Organe umhüllen)

- verleihen dem Körper Stabilität
- sind zuständig für Kraft, Beweglichkeit, körperliche Geschicklichkeit
- schützen auch innere Organe

Diese »Fabrik« funktioniert perfekt, alle »Gewerke« arbeiten (idealerweise) Hand in Hand. Der menschliche Organismus ist intelligent, er weiß genau, was er tut und gibt dir permanent Zeichen, was er braucht: Flüssigkeit, Nahrung (Energie), Ruhe, Schlaf, Bewegung. Er macht sich aber auch bemerkbar, wenn ihm etwas zu viel wird: Stress, Zucker, fettige Nahrung, Alkohol etc. Habt also Vertrauen in euren Körper und lasst euch nicht verunsichern, wenn ihr weiße Flecken auf den Fingernägeln entdeckt oder sich eine Zecke in die Wade »gebohrt« hat. Lasst eure Kinder aus Lust und Laune schielen oder noch besser: schielt mit!

Achtet aber auch darauf, wann euer Körper am Limit ist, wann ihm etwas zu viel wird und er es nicht mehr alleine stemmen kann. Man muss bei 35 Grad und nach zwei Gläsern Aperol Spritz nicht in den kalten Badesee springen. Man muss auch seinen Magen nicht ständig an seine (Ausdehnungs-)Grenzen bringen und die Blutgefäße permanent mit Fett und Zucker überschwemmen.

Dann schickt der Körper Warnsignale, und die müssen wir ernst nehmen. Kurzfristig kommen all unsere Systeme mit dem ein oder anderen Problemchen klar, aber auf Dauer spielen sie da nicht mit. Wir können unserem Organismus vertrauen, sollten ihn aber auch achtsam behandeln, pflegen und nicht quälen. Er vollbringt tagtäglich über viele Jahrzehnte Höchstleistungen und kann eine Menge kompensieren, aber es ist eben auch ein sensibles System, das man aus dem Gleichgewicht bringen kann. Und da schadet es nicht, ab und zu mal darüber nachzudenken, was du deinem Körper vielleicht gerade antust und ob ihn das eventuell stresst. Ich kann euch versichern: Das ganze System von Kopf bis Fuß ist über ein bisschen Achtsamkeit und Rücksicht froh und dankbar, und das wirst auch du merken: durch mehr Wohlbefinden. Gesundheit eben. Medizin, das ist Erkennung, Vorbeugung und Behandlung von körperlichen und psychischen Erkrankungen. Diagnostik, Prophylaxe und Therapie. Vieles könnt ihr alleine, ohne Mediziner oder Medizinerin zu sein. Hört in euch rein. Lernt euch (wieder) zu spüren …

Erkennen, begreifen und verstehen, dass bei Herzinfarktsymptomen Husten garantiert nicht hilft, sondern nur ein Notarzt! Auch dass die Beinschmerzen eurer Kinder nicht simuliert sind, sondern wachsen wirklich weh tut. Weil … ach, das wisst ihr mittlerweile selbst …

Ihr wisst, dass ihr vorbeugen solltet, wenn in eurer Familie Diabetes mellitus diagnostiziert wurde oder eure Eltern Krampfadern (Varizen) hatten.

Auch in Sachen Therapie könnt ihr vieles selbst tun: Beulen mit einem Kühlpad (oder von mir aus auch mit kalter Butter) und Magen-Darm-Erkrankungen lieber mit Tee, Zwieback und Banane behandeln (statt Zuckerbrause und Salzgebäck). Omas niedrigem Blutdruck mit einem Glas kaltem Wasser auf die Sprünge helfen und nach einer Antibiotikabehandlung die Darmflora mit einer guten probiotischen Ernährung wieder aufpäppeln. Wenn euch auf dem Weihnachtsmarkt kalt ist, hilft der Glühwein nicht, sondern nur warme Klamotten. (Aber ein Glühwein schadet dann sicher auch nicht.) Und wenn euch danach trotzdem eine Erkältung erwischt, liegt's garantiert nicht am Wetter. Müsst ihr also husten und niesen, war nicht die Kälte schuld.

Apropos niesen … Natürlich habt ihr das längst gemerkt! Eine Antwort bin ich euch bisher noch schuldig geblieben. Nein, ich habe es nicht vergessen, aber diese Frage wollte ich mir dann doch bis zum Ende aufheben. Die allererste Frage, der Titel dieses Buches! Bleibt das Herz stehen, wenn man niest? Eine grandiose Frage! Die mir übrigens wirklich und wahrhaftig gestellt wurde, so etwas kann ich mir nicht ausdenken!

Okay, Niesen hat was mit Reinigung der oberen Atemwege, Reflexen und dem Vagusnerv zu tun, das wissen wir jetzt aus den vorigen Kapiteln. Und wann beziehungsweise warum das Herz stehen bleibt, haben wir auch schon gelernt. Hauptursache sind verengte oder sogar komplett verschlossene Herzkranzgefäße aufgrund von Gefäßverkalkung, Herzinfarkt oder Herzrhythmusstörungen. Und ein Herzstillstand führt zum Tode. Das wissen wir auch. Aber bleibt das Herz auch beim Niesen stehen?

Danke euch bis hierhin fürs Mitlesen, Mitschmunzeln, Miträtseln und Mitwissen! Dieses Buch zu schreiben hat mir großen Spaß bereitet, und ich hoffe, ihr konntet das in jeder Zeile spüren und hattet selbst auch Freude! Doch auch das dickste Buch ist irgendwann mal zu Ende. Aber ihr wisst ja: Das Beste kommt immer zum Schluss. Und das Schlusswort, das kommt jetzt. Und natürlich schulde ich euch noch die Antwort (plus Erklärung) auf die Buchtitelfrage! Na dann! Ab auf die letzten Seiten. Ich sag nur: Ha-ha-hatschi!

# BLEIBT DAS HERZ STEHEN, WENN MAN NIEST?

Sicher hat der eine oder die andere von euch schon mal gesagt: »Da ist mir vor Schreck das Herz stehen geblieben!«, und danach festgestellt, dass es nicht so war. (Sonst würdest du jetzt nicht dieses Kapitel lesen.) Wir haben gelernt, dass unser Körper ziemlich **CLEVER** ist und die lebenswichtigen Funktionen (wie Atmung und Herzschlag zum Beispiel) autonom steuert. Das heißt, er trägt dafür Sorge, dass wir nicht ständig daran denken müssen – oder besser: Er schützt uns vor uns selbst! Wenn ich jedes Mal das Herz ans Schlagen oder das Zwerchfell ans Atmen erinnern müsste … oje! Ich wäre sicherlich schon tot. Das würde bestimmt allen von uns so gehen.

Kann es dann also wirklich sein, dass wir durch einen kleinen **NIESER** plötzlich tot umfallen können oder das Herz zumindest kurz stehen bleibt? Das könnt ihr mittlerweile sicher selbst beantworten!

Vorab hier die schnelle und wahrscheinlich auch beruhigende Antwort, die ihr euch natürlich schon gedacht habt: nein. Um ein gutes (Gegen-)Beispiel zu bringen: Vor über vierzig Jahren hat eine Britin, Donna Griffith, in der Zeit von Januar '81 bis September '83 (exakt 976 Tage lang) ununterbrochen geniest. Das könnt ihr im *Guinness-Buch der Rekorde* nachlesen. Wenn das **HERZ** beim Niesen also stehen bleiben würde, hätte Donna diese jahrelange Mega-Niesattacke niemals überlebt. Auch die zwölfjährige Katelyn aus Texas sorgte 2016 für Aufsehen, weil sie zwanzig mal pro Minute, bis zu 12 000 Mal am Tag, niesen musste. Diese Aussetzer würde das stärkste Herz nicht aushalten. Und damit ist wohl auch ziemlich **ANSCHAULICH** bewiesen, dass Niesen nicht dazu führt, dass das Herz aussetzt oder man gar stirbt.

Doch warum kursiert diese merkwürdige Frage eigentlich? Ich niese, und dann bin ich kurz tot, oder was? Das klingt doch wirklich **VERRÜCKT!** Es gibt tatsächlich eine Erklärung für dieses Gerücht und auch dafür, dass es überhaupt zustande kam. Und die hat mit unserem Gehirn zu tun. Achtung, anschnallen, hier kommt noch mal eine kleine neurowissenschaftliche Exkursion! Auch am Ende des Buches möchten wir noch richtig was **LERNEN!**

Niesen fängt bereits im Gehirn an. In unserem Oberstübchen (Kommandozentrale!) wird der Niesreiz weitergeleitet. Auslöser ist zum Beispiel ein Fremdkörper in der Nase. Die Nasenschleimhaut wiederum verfügt ebenfalls über Nervenzellen, die Informationen an das zentrale Nervensystem (also ans Gehirn) weiterleiten. Und dieser Weg von der **NASE** zum Gehirn ist nicht nur offensichtlich kurz – die Nase sitzt ja wirklich direkt unter dem Gehirn –, die Informationen werden in unserem Körper ja generell enorm flott weitergeleitet. Denn wir verfügen über die besten **TÜRSTEHER** und Bodyguards (im wahrsten Sinne des Wortes!). Also kommt die Warnung »Hallo! Hier ist etwas, das hier nicht hingehört! Raus damit!« superschnell an. Eben ein unwillkommener Eindringling, der schleunigst entfernt werden soll. Ein winziges Pfefferkörnchen in der Nase zum Beispiel reicht schon, unser persönliches Security-System in Alarmbereitschaft zu versetzen. Man muss sich das tatsächlich wie eine Befehlskette vorstellen, die in **SUPERGESCHWINDIGKEIT** von der Nasenschleimhaut ans Gehirn weitergegeben wird. Nun werden Atemzentrum und Rückenmark informiert, denn von hier aus werden Zwerchfell, Teile der Bauchmuskulatur und die Muskeln zwischen Brustwand und Rippen gesteuert. Und die brauchen wir jetzt alle. Wenn bei denen der Befehl »Niesen!« eintrifft, ziehen sie sich sofort zusammen, und es folgt ein extremer Atmungsvorgang (und dazu brauchen wir Kraft, also **MUCKIS!**): Wir atmen kräftig ein, und darauf folgt ein explosionsartiges Ausatmen. Aber eben durch die Nase, weil dort der Eindringling sitzt. Die eingeatmete Luft wird samt einer Heerschar von Tröpfchen aus Nasensekret nach draußen katapultiert – und das Pfefferkörnchen im besten Fall gleich mit. Niesen ist also ein stinknormaler Alltags- und **SCHUTZREFLEX** und wird vom Gehirn gesteuert. Und da spielt unser Freund, der Vagabund, mal wieder eine entscheidende Rolle. Wenn der Vagusnerv gereizt wird, kann es vorkommen, dass Atmung und Herzschlag langsamer werden. (Ihr erinnert euch? Auf ein Glas eiskaltes Wasser reagiert er mit dem gleichen Effekt.) Vielleicht hat das Gerücht hier seinen Ursprung? Eine weitere Erklärung für die angeblichen Herzaussetzer ist, dass sich beim Niesen der Druck im Brustkorb verändert und das Herz eventuell wirklich für einen Moment **MINIMAL** aus dem Takt geraten kann. So wie zum Beispiel auch unsere Atmung Einfluss haben kann auf unser Herz beziehungsweise den Herzschlag. Aber es setzt definitiv nicht aus. Und du bekommst davon auch nichts mit.

Schutzreflexe:
Niesen: Reinigung der oberen Atemwege
Husten: Reinigung der unteren Atemwege

Das Tolle an solchen Gerüchten ist ja, dass wir etwas über unseren Körper lernen können. Nämlich dass wir über ein erstklassiges Informations- und Sicherheitssystem verfügen. Niesen und Husten sind Reflexe, die nicht nur dafür sorgen, dass unser Körper sauber bleibt, sondern sie **RETTEN** uns tatsächlich, wenn Gefahr droht. Sie sind nicht steuerbar und eine enorm aufmerksame Schutzeinrichtung unseres Körpers.

Fremdkörper werden in Nullkommanix aufgespürt und fliegen raus. Und dafür stehen uns die Milliarden von Nervenzellen zur Verfügung, die ununterbrochen miteinander kommunizieren. **SENSATIONELL**, oder?

---

**Nein, das Herz bleibt beim Niesen nicht stehen. Es schlägt autonom. Aber der Vagusnerv wird stimuliert, und das bewirkt zweierlei: Druckveränderung im Brustkorb, und Atmung und Herzschlag werden langsamer.**

---

Sollte also irgendjemand mal wieder behaupten, dass das Herz kurz stehen bleibt, wenn man niest, dann hast du das bessere Gegenargument: ein stimulierter Vagusnerv. Das Herz setzt nicht aus, nur weil ein paar Blütenpollen oder etwas Pfeffer sich in deiner Nase verirrt haben.

Eins möchte ich aber noch loswerden. Denn am Ende geht es irgendwie immer ums Herz! Wenn du dich also erschreckst, traurig bist, bei einem Lachflash glaubst, keine Luft mehr zu bekommen, Liebeskummer hast und das Gefühl, dein Herz bleibt stehen, sei unbesorgt: Nein, das tut es nicht, auch wenn wir auf Emotionen körperlich reagieren. Dafür haben wir Sinne, Nervenzellen und Botenstoffe. Sie arbeiten vollkommen selbständig, reagieren unmittelbar und »übersetzen« uns diese Reize und Emotionen sofort ins »Körperliche«. Und das ist auch gut so. Darauf müssen wir hören! Denn negative Emotionen können eben auch die Ursache vieler Erkrankungen sein. Ein gesunder Körper braucht einen gesunden Geist und umgekehrt. Wenn also unser Körper mit uns kommuniziert (und das tut er ununterbrochen), dann dürfen wir das nicht ignorieren.

Herzschmerz, ob körperlich oder seelisch, kennt jeder. Ich erinnere mich nur zu gut an meinen ersten Liebeskummer. Es hat sich für mich so angefühlt, als ob mir jemand mein Herz rausreißt, es brechen würde, stehen bliebe, es nie mehr wieder heilen würde. Ich bin mir sicher, du weißt, was ich meine! Aber es bricht nicht, es bleibt auch nicht stehen oder reißt. Nicht wirklich. Was nicht heißt, dass es sich nicht so anfühlt.

Unser ganzes Leben lang geht es immer ums Herz! Ob wir lachen, weinen, traurig oder glücklich sind. Doch wie selten realisieren wir, dass es ein Leben lang für uns schlägt? Wie selten realisieren wir, was wir wirklich meinen, wenn wir sagen »Mein Herz schlägt für etwas oder jemanden!«? Das tut es dann im wahrsten Sinne des Wortes, und das macht sich eben auch körperlich bemerkbar. Biologisch und chemisch – eben physiologisch. Da passiert etwas! Herz bedeutet Leben, Liebe und Gefühle, es macht uns aus und jeden und jede von uns einzigartig. Wie dumm wäre es, wenn ein profaner, lächerlicher Nieser uns da einfach einen Strich durch die Rechnung machen könnte? Eben! Bei allem, was wir (Mediziner und Nichtmedizinerinnen) wissen, ist doch klar, dass unser Körper nur das Beste für uns will. Ich würde mir wünschen, dass Medizin nun verständlich(er) für euch geworden ist und ihr euch weiter mit ihr, mit eurem Körper und eurer Gesundheit beschäftigt.

Also, bleibt neugierig, wissbegierig, empathisch, emotional. Öffnet eure Herzen und vor allem: Hört auf euer Herz!

Und das Allerwichtigste: Passt gut auf euer Herz auf. Auf euer eigenes und auf das der anderen. Das macht das Leben lebenswert!

BUH!!!

# KANN MAN SICH EIGENTLICH ZU TODE ERSCHRECKEN?

Na, habt ihr euch erschreckt? Huch, was kommt denn da noch!? Ja, diese Frage wollte ich unbedingt noch beantworten. Denn wie oft hört man das: »Mensch, du hast mich fast zu Tode erschreckt!« Gerade habe ich euch noch gebeten, auf euer Herz aufzupassen, und dann bleibt es einfach vor **SCHRECK** stehen? Nein, keine Sorge!

Trotzdem: schlimme Vorstellung. Du machst aus Übermut einen Spaß und springst aus dem Kleiderschrank – und dann fällt der Opa einfach tot um. Horror! Tatsächlich gibt es solche **HORRORGESCHICHTEN**, mir sind bei der Recherche einige begegnet. Aber kann man das glauben? Eher nicht. Oder anders gesagt: Es kommt (wie so oft) drauf an … Ich bin mir sicher, dass ihr diese Frage jetzt eigentlich alleine beantworten könnt. Was spielt hier eine Rolle? Herz-Kreislauf-System, Stresshormone, das Nervensystem, Blutgefäße. Hatten wir alles schon. Und deshalb dürfte klar sein: Vollkommen gesunde Menschen mit einem intakten Herz-Kreislauf-System kann man nicht zu Tode erschrecken. Da man aber nie so genau weiß, vor allem bei älteren Menschen (denk an den armen Opa!), ob sie auch wirklich ein starkes **HERZCHEN** haben, sollte man mit diesen Späßen vielleicht etwas vorsichtig sein. Und daher liegt diesen tragischen Todesfällen dann meist doch eine Vorerkrankung zugrunde.

Schauen wir trotzdem noch mal, was in unserem Körper passiert, wenn wir uns erschrecken. Es setzen die gleichen körperlichen Reaktionen ein, die auch bei Stress in Gang gesetzt werden. Stresshormone durchfluten den Körper. Puls und Blutdruck steigen. Wir atmen schneller ein. Das mit dem Schreck einhergehende **ZUSAMMENZUCKEN** liegt an unseren Muskeln, die wir sofort alle anspannen, könnte ja sein, dass wir flüchten müssen (oder kämpfen). Die Pupillen erweitern sich, Adlerauge, sei wachsam! Genau, es werden unsere Kampf- und Fluchthormone aktiviert! Allzeit bereit, immer im Einsatz! Die arbeiten in so einer **SCHRECKSEKUNDE** auf Hochtouren. Jetzt wird mehr Blut durch den Kreislauf gepumpt (auch für die Muskeln!), womit wir wieder beim Herz angekommen wären. Nun kann es sein, dass das Herz durch diese ganze **SCHOCK**- und Stressreaktion ein wenig aus dem Rhythmus gerät. Auf jeden Fall schlägt es schneller und verbraucht mehr Sauerstoff! Bei Menschen mit einer Verengung der Herzkranzgefäße kann das also zum Problem werden. Die Vermutung, das Herz könnte durch einen ordentlichen Schreck stehen bleiben, liegt also irgendwie nahe. Doch gehen wir mal von einem positiven Schreck aus, das gibt es ja auch. Es gibt ja auch positiven Stress. Da klingelt es an der Haustür, und eine freundliche Dame von der Lottogesellschaft verkündet dir einen Millionengewinn. Zack, Blutdruck auf 200, und du fällst einfach tot um. Das wäre echt blöd. Nein, passiert nicht. Es sei denn, klar, es liegen bereits Herzkrankheiten vor. Verstopfte Gefäße, Verkalkungen, Thrombosen, dann können ein rasant steigender Blutdruck und eine hohe Herzfrequenz natürlich lebensgefährlich sein. Aber ein gesundes Herz bleibt auch bei dem größten Schreck nicht stehen. Es ist **STARK** und fängt sich wieder, auch wenn es mal kurz aus dem Takt gerät. Wenn euch also jemand einen großen Schreck eingejagt hat, dann atmet einmal tief durch und **LACHT** darüber!

## Danke

Wie oft benutzen wir eigentlich dieses Wort im Alltag – ob bewusst oder unbewusst? Bringen unseren Kindern bei »bitte« und »danke« zu sagen, und zwar am besten immer und allein schon, weil es die gute Erziehung verlangt.

Aber wie oft ist ein Danke tatsächlich ein Danke? Aus vollem Herzen und voller Überzeugung? Ist es nicht oft einfach dahergesagt?

Ein Danke von Herzen spürt und merkt man sofort. Es schwappt eine Art Energie über, die es von anderen unterscheidet, und dem Wort »danke« dann erst Atem einhaucht. Es zu etwas Greifbarem macht.

Ich habe schon so vielen Menschen gedankt – und tatsächlich auch echten Dank bekommen. Und damit ist nicht die Floskel gemeint. Da war das Herz dabei.

Deswegen meine ich auch mit diesem DANKE echte Herzensmenschen, bei denen es mir unabhängig von diesem Buch darum geht, einfach mal danke zu sagen und es auch von Herzen zu meinen.

Liebe Sabine, du bist, was das Bücherschreiben angeht und darüber hinaus, mittlerweile wie meine bessere Hälfte geworden. Ein Buch ohne dich, als Autorin, Ideengeberin, Journalistin, Coach, Lektorin und und und, zu schreiben will ich mir gar nicht mehr vorstellen. Wir sind quasi eins beim Schreiben. Wir sind wie Herz und Seele, Adrenalin und Schockraum, Apfelkuchen und Sahne. Ohne dich fehlt einfach was! Danke, dass du mit mir weitermachst, so lange, bis das Herz stehen bleibt, wenn man niest. ☺

Liebe Steffi. Dir möchte ich für all deine Unterstützung danken. Beruflich, bei Lesungen, als mein Halt, meine Organisatorin und privat als Fels. Du bist die Person, auf die man sich immer verlassen kann. Die alles möglich macht. Du bist einfach da. Immer. Menschen wie du sind einzigartig und ganz schwer zu finden, wie eine Perle im weiten Meer. Was habe ich ein Glück, dass du zufällig in mein Leben gespült worden bist. Bleib bitte so beharrlich und konstant. Und hör auf dein Herz!

Liebe Lotti, lieber Frido! Was wäre ich ohne eure schlauen Fragen, die mich das ein oder andere Mal haben staunen und aufhorchen lassen. Was wäre ich ohne euch als meine besten Lehrmeister. Als Spiegelbilder. Danke für eure niemals endende Neugier, euer Hinterfragen, euren klaren Blick, der durch das Herz sieht. Und eure Ehrlichkeit. Hört niemals damit auf! Ich liebe euch von ganzem Herzen und wünsche mir, dass ihr immer euren Herzen folgt!

Glück ist ein Wunsch und erst dann ein Zustand, wenn wir ihn uns selbst schaffen. Danke an meine große Liebe Jens, dass wir gemeinsam unser Glück gefunden haben und wahr werden lassen. Ich liebe dich und unseren Blick in die gleiche Richtung. Unsere gemeinsamen Wünsche und Träume, unseren Lebensplan. Glück ist das, was sich verdoppelt, wenn man es teilt! Wir haben ein Vielfaches!

## Quellennachweis

**Sekt kurbelt den Blutdruck an!**
https://www.stiftung-gesundheitswissen.de/sites/default/files/pdf/2020_11_Alkoholmengen_Getr%C3%A4nke_vf.pdf

**Muss man Zecken rausdrehen?**
https://www.zecken.de
https://www.rki.de/DE/Content/InfAZ/Z/Zecken/Zecken_node.html

**Knochen knacken ist schlecht für die Gelenke!**
https://www.galileo.tv/gesundheit/ist-fingerknacken-ungesund/
https://www.24vita.de/verbraucher/fingerknacken-angewohnheit-schaden-studien-aerzteblatt-californien-donald-unger-robert-boutin-90468988.html

**Kann man seine Zunge verschlucken?**
https://www.msdmanuals.com/de-de/profi/intensivmedizin/wie-grundlegende-atemwegsverfahren-durchgef%C3%BChrt-werden/wie-man-ein-htcl-man%C3%B6ver-und-einen-esmarch-handgriff-durchf%C3%BChrt
netdoktor.de, pm-wissen.com

**Der blaue Strich auf dem Arm ist eine Blutvergiftung!**
https://www.who.int/news-room/fact-sheets/detail/sepsis
https://de.wikipedia.org/wiki/Sepsis
https://www.helios-gesundheit.de/kliniken/burg/unser-haus/aktuelles/detail/news/warum-sepsis-keine-blutvergiftung-ist/
https://www.uniklinikum-jena.de/cscc/WeltSepsisTag.html
https://www.vdek.com/fokus/deutschland-erkennt-sepsis.html#:~:text=Sepsis%2C%20umgangssprachlich%20auch%20Blutvergiftung%20genannt,die%20dritth%C3%A4ufigste%20Todesursache%20in%20Deutschland
https://de.wikipedia.org/wiki/Sepsis#Zum_Begriff

**Auf eine Beule gehört Butter!**
https://www.medpertise.de/bluterguss-haematom/hausmittel/

**Hilft ein Schnaps nach dem Essen der Verdauung?**
https://www.gesundheitsinformation.de/wie-wirkt-alkohol-und-wie-schnell-wird-er-abgebaut.html
https://www.kenn-dein-limit.de/

**Kälte führt zu Erkältungen!**
https://utopia.de/ratgeber/mit-nassen-haaren-schlafen-gut-oder-schlecht-fuer-haare-und-gesundheit/

**Salz erhöht den Blutdruck!**
https://www.who.int/europe/de/news/item/14-03-2022-5-recommendations-to-reduce-salt-intake-to-live-longer-and-healthier-lives#:~:text=F%C3%BCr%20Erwachsene%20empfiehlt%20die%20WHO,deutlich%20%C3%BCber%20der%20empfohlenen%20Menge
https://www.gesundheitsmanufaktur.de/information/gesundheitsblog/no-zucker-trend-laesst-gefahren-durch-salz-vergessen
https://www.hochdruckliga.de/nachricht/salz-und-hochdruck
https://www.mdc-berlin.de/de/news/press/darmbakterien-reagieren-empfindlich-auf-salz
https://www.dge.de/gesunde-ernaehrung/faq/speisesalz/#c3342
https://www.spiegel.de/wissenschaft/medizin/zu-viel-salz-uebermaessiger-natrium-konsum-toetet-millionen-a-890821.html

**Stimmt es, dass ich bei einem Herzinfarkt husten soll?**
https://herzstiftung.de/system/files/2022-09/DHB21-Herzbericht-2021.pdf
https://www.destatis.de/DE/Themen/Gesellschaft Umwelt/Gesundheit/Todesursachen/_inhalt.html
https://dzhk.de/herz-kreislauf-erkrankungen/herz-kreislauf-erkrankungen/

**Der Blinddarm ist überflüssig!**
https://www.spektrum.de/news/wegoperierte-evolution/1005617

**Kaffee entzieht dem Körper Wasser!**
https://www.aok.de/pk/magazin/ernaehrung/lebensmittel/kaffee-wie-viele-tassen-am-tag-sind-gesund/

**Reinigt eine Darmreinigung den Darm?**
https://www.spiegel.de/gesundheit/diagnose/uebergewicht-nach-stuhltransplantation-raetselhafter-patient-a-1034481.html
https://www.mikrooek.de/glossar/darmflora-insgesamt-100-billionen-mikroorganismen/
https://www.unibas.ch/de/Aktuell/News/Uni-Research/Gute-Bakterien-gegen-Depressionen.html#:~:text=Die%20Darmflora%20spielt%20eine%20wichtige,unterst%C3%BCtzen%20und%20Depressionen%20mildern%20k%C3%B6nnen
https://www.deutsche-apotheker-zeitung.de/news/artikel/2021/10/21/depressive-haben-ein-anderes-mikrobiom

**Bei Nasenbluten: Kopf in den Nacken!**
https://www.pschyrembel.de/Locus%20Kiesselbachi/K0D8T

**Gibt es das Bauchgefühl?**
https://de.wiktionary.org/wiki/Bauchgef%C3%BChl#:~:text=H%C3%B6rbeispiele%3ABauchgef%C3%BChl,%C3%9Cberlegung%20beruhende%20Einsch%C3%A4tzung%20von%20etwas

**Gas und Bremse – dein vegetatives Nervensystem**
https://www.gesundheitsinformation.de/wie-funktioniert-das-nervensystem.html
https://www.helmholtz.de/newsroom/artikel/wie-viele-nervenzellen-hat-das-gehirn/

**Mit vollem Magen soll man nicht schwimmen gehen!**
https://www.dlrg.de/informieren/freizeit-im-wasser/baderegeln/

**Bei Schluckauf wächst das Herz!**
https://interessante-fakten.de/351/Jahrelanger-Schluckauf.html

**Helfen Cola und Salzstangen bei Magen-Darm?**
https://www.aok.de/pk/magazin/ernaehrung/gesunde-ernaehrung/lebensmittel-mit-kalium-wie-hoch-ist-der-kaliumbedarf/

**Kirschen und Wasser vertragen sich nicht!**
https://www.helpster.de/dreck-reinigt-den-magen-wissenswertes-zum-sprichwort_130235
https://kinder.wdr.de/tv/wissen-macht-ah/bibliothek/kuriosah/reinigt-dreck-den-magen-100.html
https://www.gesundheit.com/ernaehrung/1/kirschen-und-wasser-vertraegt-sich-das

**Besteht Lebensgefahr beim Sprung ins kalte Wasser?**
https://www.dlrg.de/fileadmin/user_upload/DLRG.de/Fuer-Mitglieder/Ausbildung/Downloads/AHBRS_A5_Ertrinken_1.0.pdf

**Kaugummi verklebt den Magen!**
https://www.bdsi.de/warenkunde/kaugummi/#:~:text=Ein%20Kaugummi%20wird%20aus%20f%C3%BCnf%20Hauptzutaten%20hergestellt%3A%20Kaugummibase%2C%20Zucker%2C,Zuckeraustauschstoffe%20den%20Zucker%20und%20Maissirup

**Wir sollten unsere Organe bei Laune halten!**
https://www.geo.de/geolino/mensch/1356-rtkl-weltveraenderer-hippokrates

**Bleiben die Augen stehen, wenn man schielt?**
https://www.aok.de/pk/magazin/sport/fitness/mit-gesichtsyoga-gegen-falten/
https://www.t-online.de/leben/id_74876870/augenaerzte-bewusstes-schielen-hat-keine-konsequenzen-.html

**Rotwein und Schokolade sind gut fürs Herz!**
https://idw-online.de/de/news362162
https://www.deutsche-apotheker-zeitung.de/news/artikel/2021/10/21/depressive-haben-ein-anderes-mikrobiom
https://www.bzfe.de/ernaehrung/ernaehrungswissen/essen-und-wissen/sekundaere-pflanzenstoffe/

**Fernsehen schadet den Augen!**
https://www.apotheken-umschau.de/familie/kindergesundheit/augen-mythen-was-schadet-wirklich-792619.html
https://www.aerzteblatt.de/archiv/217027/Praevalenz-von-Kurzsichtigkeit-und-deren-Veraenderung-bei-Kindern-und-Jugendlichen

**Kann man wirklich platzen, wenn man zu viel isst?**
https://www.spiegel.de/spiegel/nach-einer-magenverkleinerung-werden-viele-patienten-suechtig-a-1153581.html

**Weiße Flecken auf den Fingernägeln bedeuten Kalziummangel!**
https://www.lebensmittelverband.de/de/lebensmittel/nahrungsergaenzungsmittel/nahrungsergaenzung-naehrstoffe/nem-calcium
https://www.dge.de/fileadmin/public/doc/ws/faq/FAQs-Calcium-DGE.pdf
https://www.pm-wissen.com/richtig-oder-falsch/a/weisse-flecken-auf-den-fingernaegeln-zeigen-kalziummangel-an/8160/
https://www.bvl.bund.de/DE/Arbeitsbereiche/01_Lebensmittel/04_AntragstellerUnternehmen/03_NEM/lm_nahrungsErgMittel_node.html

**Kann man sich beim Küssen mit Aids anstecken?**
https://www.rki.de/SharedDocs/FAQ/HIVAids/FAQ_07.html#:~:text=Die%20%C3%9Cbertragung%20von%20HIV%20durch,Husten)%20kein%20erkennbares%20%C3%9Cbertragungsrisiko%20darstellen
https://www.aidshilfe.de/kuessen-hiv

**Bleibt das Herz stehen, wenn man niest?**

https://www.t-online.de/gesundheit/kindergesundheit/id_75714222/12-jaehrige-katelyn-muss-bis-zu-12000-mal-am-tag-niesen.html
https://www.praxisvita.de/wahrheiten-ueber-das-niesen-14670.html